Hoffnung allein genügt nicht

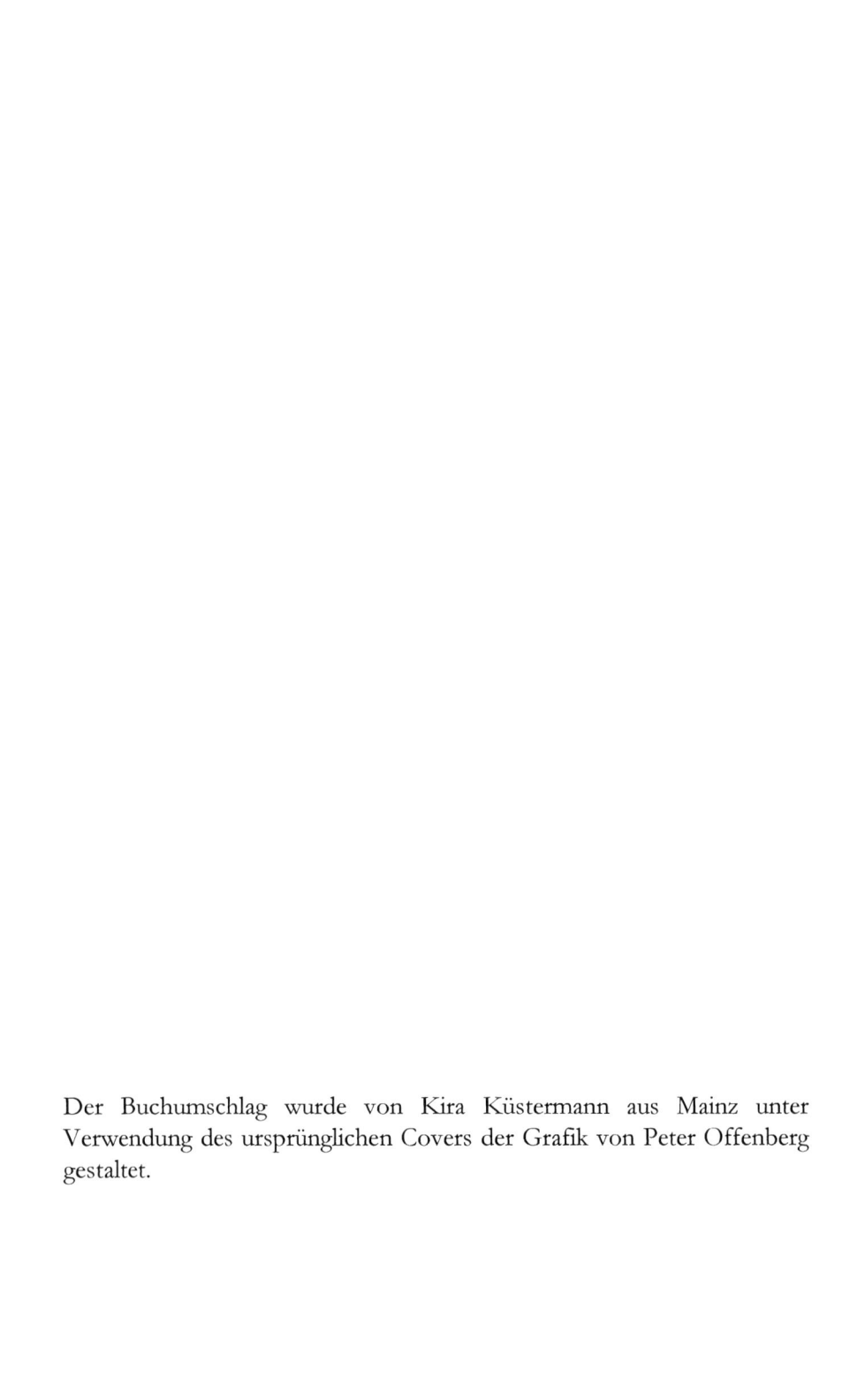

Der Buchumschlag wurde von Kira Küstermann aus Mainz unter Verwendung des ursprünglichen Covers der Grafik von Peter Offenberg gestaltet.

Wilfried Hausmann

Hoffnung allein genügt nicht

Rehabilitation nach einer schweren Hirnverletzung

Meiner Frau in Dankbarkeit gewidmet

Die ersten Auflagen dieses Buches sind im Matthias-Grünewald-Verlag, Mainz, erschienen.

Herstellung und Verlag: epubli GmbH, Berlin
Bibliografische Information der Deutschen Nationalbibliothek:
Die Deutsche Nationalbibliothek verzeichnet diese Publikation in der Deutschen Nationalbibliografie; detaillierte bibliografische Daten sind im Internet über http://dnb.d-nb.de abrufbar.

ISBN 978-3-7375-1269-5

www.epubli.de

Copyright © 2014 Wilfried Hausmann, Mainz
Printed in Germany

Inhalt

Vorwort	7
Zwei Tage nach dem Papstbesuch	9
Die Verletzungen und das Durchgangssyndrom	12
Ein überraschender Besuch	17
Seelische Schwierigkeiten	21
Aufnahme in Ronnerskirchen	25
Die CL-Therapie	34
In der Krankengymnastik und der Ergotherapie	43
Das Cerebrale Leistungstraining wird gesteigert	46
Ein überraschender Erfolg	48
Zwei Schicksale	51
Gewitterwolken	61
Widersprüche	68
Freizeitbeschäftigungen	72
Kopfschmerzen	78
Freude auf die Heimkehr	84
Deprimierende Diagnose	88
Operation in der Universitätsklinik	91
Die Polizei – dein Freund und Helfer	94
Die Überwindung des Schocks	102
Rückkehr nach Ronnerskirchen	105
Trigeminus-Neuralgie	109
Arbeitsbeginn bei verminderter Belastbarkeit	111
Abklingen der Trigeminus-Neuralgie	121
Einige Jahre später	124
Nachwort	132
Danksagung	138

Vorwort

Das vorliegende Buch berichtet über die schwärzeste Zeit meines Lebens – eine zwar nicht alltägliche, jedoch wahre Begebenheit.
Das Buch entstand u. a. aus einem Gefühl der Dankbarkeit. Es enthält sehr persönliche Überlegungen und Erfahrungen, die mir geholfen haben, mit einer Situation fertig zu werden, die mich nach einem folgenschweren Unfall vor neue und fast unlösbare Probleme stellte, an denen ich beinahe gescheitert wäre. Dass es mir nicht so ging und ich obendrein noch mit neuen Erkenntnissen, ja sogar mit überraschenden Fähigkeiten „aus einer tiefen Schlucht in erstaunliche Höhen" emporklettern konnte, habe ich nicht nur vielen Menschen zu verdanken – Angehörigen, Ärzten, Therapeuten, Kollegen –, die mir gegenüber sehr positiv eingestellt waren, sondern vor allem der alles entscheidenden Macht, die außerhalb jeden menschlichen Fassungsvermögens und Einflussbereiches zu suchen ist.
Höhen und Tiefen, Fortschritte und Rückschläge waren dominierend in der Zeit der Rehabilitation; sie bestimmten zeitweise meinen Tagesablauf. Persönliche Gedanken, Empfindungen, Begebenheiten, Worte, Zuwendungen und eigene Aktivitäten – sie waren zusammengenommen von entscheidender Bedeutung für mein neues, zweites Leben. Der Bericht ist deshalb auch durch entstandene Emotionen gefärbt. Die Gefühle der mir nahestehenden Personen nicht zu verletzen, ihnen jedoch auch meine Dankbarkeit zu zeigen, erforderte es, alle Namen, Orte und eindeutige Fakten zu verändern – ohne die tatsächliche Problematik abzumildern oder die Geschehnisse in einem falschen Licht darzustellen. Jede Namensgleichheit mit lebenden Personen ist unbeabsichtigt und wäre rein zufällig. Um auch Details zu nennen, Tatbestände transparent zu machen und Rückschläge nicht zu verschweigen, habe ich mich für die vorliegende Möglichkeit entschieden.

Unter Umständen dienen diese Aufzeichnungen auch dem besseren Verständnis ähnlich Betroffener oder gar einer Hilfe zur Selbsthilfe. Dies wäre wünschenswert – ein weiterer Grund für die Entstehung dieses Buches.   *Wilfried Hausmann*

Zwei Tage nach dem Papstbesuch

Der Nahverkehrszug nach Koblenz hielt mit einem Ruck. In höchster Eile raffte ich die ausgebreitete Zeitung zusammen und verließ in letzter Minute den Eisenbahnwagen. Unmittelbar danach fuhr der Zug weiter. Meine Armbanduhr zeigte 0.08 Uhr – der Zug war pünktlich. In zwanzig Minuten bin ich zu Hause, dachte ich. Es war immer das gleiche – seit achtzehn Jahren hatte sich nichts geändert.
Der Fahrradschuppen der Bundesbahn war zu dieser Zeit leerer geworden; am Mittag, als ich zur Spätschicht an meine Arbeitsstelle fahren musste, hatte ich kaum einen Platz gefunden – randvoll war der Unterstand gefüllt, der für die Radfahrer und DB-Kunden vorgesehen war.
Die Kapuze meiner dunkelgrünen Parka zog ich mir über den Kopf. Mich fröstelte und ich war hundemüde. So war es immer um diese Zeit nach einem arbeitsreichen Tag. Als Werkzeugmacher in einem metallverarbeitenden Betrieb hatte ich teilweise auch Akkordarbeiten zu verrichten. An diesem vergangenen Tag war es besonders hoch hergegangen. Zudem war ich noch durch die in Angriff genommene CNC-Umschulung besonders gefordert. In letzter Zeit war es etwas zuviel geworden.
Der Griff in meine Hosentasche erinnerte mich an das Zusammentreffen mit dem Papst. Das rote viereckige Kästchen, das ich kurz hervorholte und dann öffnete, ließ die Münze von Johannes Paul II. sichtbar werden. Als engagierter KAB-Mann, als katholischer IG-Metall-Gewerkschafter wurde ich von führenden Leuten der Katholischen Arbeitnehmer-Bewegung dem Papst bei seinem Besuch in Mainz-Finthen vorgestellt.
Während ich das fast neue Sportrad aus dem Schuppen holte, die Beleuchtung in Betrieb setzte und mich in den Sattel schwang, bemerkte ich erste Regentropfen und die unangenehm kalte und feuchte Witterung.

Wahrscheinlich würde ich wieder mal nass werden, dachte ich. Es war mir eigentlich auch zwei Tage nach dieser Begegnung noch immer nicht klar, weshalb man mich als einzigen KAB-Mann der unteren Ebene zum Papst-Empfang auf den kleinen Regional-Flugplatz eingeladen hatte.

Ich war mir bei den führenden Leuten der Organisation deplatziert vorgekommen – ein ungebetener Gast, der auf unerklärliche Weise anwesend war. Diesen Eindruck konnte ich auch im nachhinein nicht verdrängen. Obwohl durchaus aktiv in der KAB, war ich auch in der IG Metall ziemlich engagiert – was von weniger differenzierten Leuten nicht immer gern gesehen wurde. Sicher, ich hatte als Bezirksdelegierter und Vertrauensmann der Gewerkschaft und als katholischer Arbeitnehmer wiederholt zugunsten der abhängig Beschäftigten Position bei wichtigen Anlässen bezogen und mich sogar an die Öffentlichkeit gewandt, um ihre Probleme zu verdeutlichen, den Druck der Arbeitgeber etwas abzuschwächen, die Kollegen im DGB-Lager nicht im Regen stehen zu lassen.

Nun, das war doch ganz normal, dachte ich, während ich die ersten Kilometer zu meinem Einfamilienhaus fuhr. Als Gewerkschafter, als Katholik blieb mir gar keine andere Wahl. Unverantwortliche Passivität, Gleichgültigkeit oder das egoistische Absichern eigener Vorteile kam für mich nicht in Frage. Dazu war ich zu lange in der IG Metall – und auch als Christ ging das nicht. Natürlich war ich in letzter Zeit etwas „ins Gedränge" geraten. Meine vor kurzem begonnene Umschulung zum Drehmaschinen-Einrichter, eine abgemilderte Form von Programmierer-Tätigkeit an einem CNC-Automaten, verlangte von einem 44jährigen die ganze Kraft, Leistungsfähigkeit und auch -willigkeit. Da war für gesellschaftspolitisches Engagement fast nichts mehr übriggeblieben.

Dennoch hatte offensichtlich meine Denkungsart und der von Zeit zu Zeit präsente Einsatz ausgereicht, um mich in die Reihe der Ehrengäste einzugliedern. Es war mir klar: Hier musste irgendwer an einer „entscheidenden Schraube" gedreht haben – eine einflussreiche, mir wohlgesonnene Persönlichkeit oder eine maßgebliche Personengruppe musste es gewesen sein, die dafür gesorgt hatte, dass ich zu den Geladenen zählte.

Das Etui in meiner Hosentasche erfüllte mich nicht nur mit Stolz. Es war auch noch ein anderes Gefühl, das mich bewegte – ich verspürte

Geborgenheit, das Zusammengehörigkeitsgefühl, ein in der KAB aus meiner Sicht neues Gefühl der Solidarität.

Inzwischen hatte ich die ersten Häuser meiner Heimatstadt erreicht. Den dumpfen Schlag, die abrupte Beendigung meiner nächtlichen Fahrt bekam ich nicht mehr mit. Auch alle anderen Einzelheiten dieses furchtbaren Augenblicks blieben mir verborgen.

Die Verletzungen und das Durchgangssyndrom

Viele Stunden muss ich bewusstlos gewesen sein – danach noch kaum ansprechbar. Die ersten Lebenszeichen gab ich von mir, als ich zunächst aus weiter Ferne, dann aber immer dringender die Frage hörte: „Wilfried, kennst du mich?"
Irgend etwas stimmte nicht mit mir; Ich wusste nicht, was mit mir geschehen war. Das Bett, in dem ich lag, war fremd; die Leute um mich herum kannte ich nicht. Allerdings drang das ganze Geschehen nicht in mich ein. Alles war in weiter Ferne – die ganze Umgebung war in einen „Nebel" gehüllt. Wortfetzen hörte ich zwar, ihren Sinn verstand ich jedoch nicht.
So vergingen einige Tage. Nach wie vor wusste ich nichts. Es musste etwas Schreckliches passiert sein. Inzwischen registrierte ich Schläuche, Drähte – mein linkes Bein war unbeweglich –, ich musste ständig Medikamente zu mir nehmen, Infusionen über mich ergehen lassen. Dann erfuhr ich von meiner Frau Ursula, die ich erstmals erkannte, Näheres.
„Man hat dich gefunden, zusammengefahren! Fahrerflucht! Wahrscheinlich ein spätheimkehrender Gaststättenbesucher – voll wie eine Haubitze!"
Ursula und Reinhard Völler, mein Freund, der mich praktisch aus meiner Bewusstlosigkeit herausholte, indem er mich fragte, ob ich ihn kennen würde – beide berichteten mir nach und nach die Einzelheiten.
Ein Auslieferungsfahrer der in der Gegend verbreiteten Tageszeitung konnte in letzter Sekunde noch wahrnehmen, wie ich in verzerrter und unnatürlicher Haltung auf der rechten Hälfte der Straße lag; er habe das Fahrzeug noch auf die Seite lenken können, dann Polizei und Rotes

Kreuz verständigt. Ursula wurde nachts, kurz nach 1 Uhr, aus dem Bett geläutet; Reinhard sei noch in der Nacht „medizinisch" tätig gewesen. Die ersten Tage habe Lebensgefahr bestanden. Reinhard Völler, Facharzt für innere Medizin und niedergelassener Arzt, wusste, wovon er sprach.
„Du hast einen Schädelbasisbruch, Felsenbeinbruch, Kieferbruch, linksseitige Trümmerfraktur im Unterschenkel davongetragen. Besonders schlimm sind deine Hirnverletzungen: Gehirnerschütterung und schwerwiegende Gehirnquetschungen!"
Später, als meine Bewusstseinstrübung aufhellende Tendenz zeigte, erzählte er mir, dass er noch in der Nacht am Krankenbett in der Notaufnahme gestanden habe. Er habe auch meine „Klamotten" gesichert – und „deine Papstmünze"!
Inzwischen verspürte ich eine linksseitige Bewegungsunfähigkeit. Dies war bei dem mehrfach gebrochenen Bein, das inzwischen geschient war und später mit einem Knochennagel versehen werden sollte, nicht weiter schlimm. Dass ich jedoch den offensichtlich unverletzten Arm nicht bewegen konnte, war eine bestürzende Erkenntnis.
Die tollsten Dinge gingen mir auf einmal durch den Kopf. Ich sei für die Ordnung auf einem Flugplatz verantwortlich, müsse die Lande- und Startbahnen immer frei halten und Reinhard Völler, der gerade anwesend war, solle mir doch bei dieser gewiss schwierigen Arbeit helfen.
Etwa vier Wochen lang hielt ich meine Angehörigen – meine Frau und die Kinder, meine Mutter, eine betagte Frau von fast achtzig Jahren, Schwiegereltern – und meinen Freund Reinhard und dessen Familie auf diese Weise in Atem. Ich war im Durchgangssyndrom.
Ursula hat mir später am Rande diese Phase meiner schweren Kopfverletzung erklärt – zu einer Zeit, als meine Bewusstseinstrübung zwar immer noch vorhanden, jedoch deutlich besser war.
„Das war eine schlimme Zeit für uns alle, dein Durchgangssyndrom." Auf meine Frage, was das sei und was das im einzelnen bedeute, meinte sie, diese Frage könne Reinhard besser beantworten. Schließlich sei er der Fachmann, zwar kein Neurologe, jedoch wisse sie dies alles von ihm.
Reinhard Völler, der sich an diesem Mittag Zeit nahm, um mich zu besuchen, erklärte mir alles.

„Deiner Frau habe ich schon vor vier Wochen gesagt, dass das eine schwere Zeit für sie werden kann. Man konnte zunächst gar nichts sagen. Du warst überhaupt nicht ansprechbar. Immer wieder hatten wir Hoffnung, dass es besser mit dir wird. An einem Tag beispielsweise konnte man mit dir reden; du gabst vergleichsweise vernünftige Antworten. Doch schon einen Tag später war unsere Zuversicht dahin. So ging das pausenlos – auch deine beiden Mädchen haben dich ein paarmal so erlebt. Es gibt Fälle, in denen die Verletzten nicht mehr aus dem Durchgangssyndrom herauskommen.
Übrigens: Deinen Sohn habe ich nicht einmal hier gesehen. Du hast doch drei Kinder! Oder – kommt der mit der neuen Situation nicht mehr klar? Er hat wohl seine besonderen Schwierigkeiten!"
Eine Erklärung zu diesem Tatbestand, den ich trotz meines angeschlagenen und stark eingeschränkten Bewusstseins längst bemerkt hatte, konnte ich ihm nicht geben.
„Aber – wie ist das nun mit dem Durchgangssyndrom? Du wolltest mir das doch erklären!"
„Hör zu, Wilfried! Wie du weißt, habe ich hier, in den Universitätskliniken, das 1x1 der Medizin erlernt, das Umsetzen der Schulmedizin in die reale Praxis. Die Kontakte von früher bestehen auch heute noch. Wie mir die Kollegen der Neurologie sagten – und die müssen das wissen –, zeigte bei dir das schwere Durchgangssyndrom deutliche Rückbildungstendenz. Aber zu deiner Frage: Das Durchgangssyndrom ist ein krankhafter Zustand des Gehirns. Es ist dies eine Übergangsphase, in der das so bedeutende Organ die Schädigung durch externe mechanische oder auch gegebenenfalls körpereigene Vorfälle auszugleichen versucht."
Völler führte weiter aus, dass durch eine schwere Hirnverletzung, wie bei mir, oder auch durch das Zusammenbrechen des Blutkreislaufs – er erwähnte dabei Herzstillstand und jede Form von Koma, Schlaganfall – das lebenswichtige, unersetzliche Organ auf die zwangsläufige Zerstörung eines erheblichen Teils des Zellvolumens, unter anderem durch Sauerstoffmangel, reagiere. Die Natur kompensiere diesen Zustand auf ihre Art – sie sorge vor: Das menschliche Gehirn verfüge nach den bisherigen Erkenntnissen über etwa 20 Milliarden Hirnzellen, höchstens ein Drittel sei beim gesunden Menschen in Funktion, werden bei Bedarf oder spora-

disch aktiviert. Die „restlichen" zwei Drittel bleiben als Reserve in Wartestellung und können bei einem Notfall in Funktion treten.
Bekanntlich hätten Hirnzellen – im Gegensatz zu anderen Körperzellen – im Falle einer schweren Schädigung oder gar Zerstörung nicht die Fähigkeit, sich zu regenerieren. Ihr zwangsläufiger Verlust werde lokal durch Narbengewebe (zum Beispiel bei einer Hirnverletzung) ersetzt.
Es gelte nun in einem langwierigen, subtilen Trainingsprozess diese Reservehirnzellen oder Hirnfunktionsgruppen zu aktivieren, damit diese allmählich – soweit wie möglich – die Funktion der ausgefallenen Hirnzellen übernehmen und damit Hirnschäden, die sich z. B. in Lähmungen oder Sprachstörungen bemerkbar machen, zu kompensieren lernen.
„Es ist ganz einfach, Wilfried", sagte mein Freund erklärend – und da würde ich mich wahrscheinlich besser auskennen – die Software ist unvollkommen programmiert, die Hardware reagiert entsprechend. Stell dir mal vor, man würde in deiner Firma eine CNC-Drehmaschine mit einem falschen Programm ‚füttern', was da herauskäme!"
Wahrscheinlich habe die Begegnung mit dem Papst auf dem Flugplatz in Mainz-Finthen unterschwellig schon die Rolle gespielt, die im Durchgangssyndrom dann zum Vorschein gekommen sei.
Reinhard machte mir – wie immer – Mut und verabschiedete sich dann.
Ursula erzählte mir am nächsten Tag, dass es zahlreiche Beweise der Anteilnahme gebe. Hilfe und Zuwendung bekomme sie nicht nur von ihren Angehörigen – auch Nachbarn und Freundinnen von ihr wären sehr nett. Meine Kollegen in Frankfurt hätten ihr eine großzügige Geldsammlung überbracht. Die KAB habe ebenfalls geholfen, indem sie die Adresse einer Hilfsorganisation besorgte, die sich um Verkehrsopfer kümmern würde, die bei einem unverschuldeten Unfall mit Fahrerflucht nicht nur körperliche Schäden davontrügen, sondern auch finanziell in Not geraten wären. Die Hilfsorganisation bezahle auch einen Rechtsanwalt; sie würde in den nächsten Tagen einen verpflichten.
Wie sie mir weiter berichtete, hatte man noch in der Nacht einen verdächtigen Autofahrer aus dem Bett geholt, der die Strecke zu dieser Zeit gefahren haben musste. Man hatte das erheblich beschädigte Fahrzeug am Ende der Straße gefunden – mit noch warmem Auspuff. Der Fahrzeughalter war nicht nur wegen dem extrem hohen Alkoholspiegel verdächtig.

Aufgefallen war der Polizei eine Serie von Beschädigungen in unmittelbarer Nähe der Unfallstelle – unmittelbar dahinter. Besonders merkwürdig wäre, dass der alkoholisierte Fahrer reibungslos bis zu diesem Platz gekommen wäre – die Schäden an Grenzsteinen und Verkehrsschildern begannen erst hinter der Stelle, an der man mich gefunden hatte. Den Wagen entdeckten die Beamten nicht weit davon; er weise ganz spezifische Beschädigungen auf.

Ein überraschender Besuch

Inzwischen waren etwa acht Wochen vergangen; die medizinische Behandlung in der Universitätsklinik brachte Fortschritte. Von der Intensivstation war ich in die Unfallstation verlegt, der dreifach gebrochene Unterschenkel mit Knochennagel und Drähten versehen und der Oberkiefer geschient worden. Der Dauerkatheter wurde endlich entfernt. Nahrung konnte ich nur in flüssiger Form zu mir nehmen – der gesamte Zerkleinerungsapparat der Zähne und des Kiefers war blockiert. Auch das Bett durfte ich noch nicht verlassen. Der Trümmerbruch des linken Beins ließ die Belastung des Körpergewichts noch nicht zu.
Ursula hatte in Absprache mit Reinhard, dieser wiederum im Kontakt mit den Neurologen ein Telefon an meinem Bett installieren lassen. Nun war ich wenigstens nicht mehr ganz allein mit meinen Kümmernissen und den psychischen Nöten. Die täglichen Gespräche mit ihr und den Kindern waren erste geistig-seelische Therapie. Durch das Telefon hatte ich auch Kontakte mit meiner Arbeitsstelle, mit meinen Kollegen, die regen Anteil an meinem Schicksal nahmen.
Reinhard hatte inzwischen im Gespräch mit einer ihm gut bekannten Kollegin, einer bekannten niedergelassenen Neurologin, die Weichen für meine Rehabilitation gestellt.
„Wilfried", sagte er eines Tages bei einem seiner zahlreichen Besuche auf der Unfallstation zu mir, „sobald deine körperlichen Schäden einigermaßen behoben sind und du wieder laufen kannst, kommst du hier raus. Du wirst nach Ronnerskirchen in die Neurologische Klinik verlegt."
„Warum?" fragte ich ihn. Der Gedanke, die vertraute Nähe meiner Familie, meiner Umgebung zu verlassen, war mir unerträglich.
„Hör mal, Wilfried, ich will dir nichts vormachen: Du musst in ein Rehabilitationszentrum und zwar schnellstmöglich – nicht wegen deiner

rein motorischen Ausfälle, sondern wegen deinem Kopf oder genauer wegen deinem Gehirn. Nach meinen Informationen ist die Neurologische Klinik in Ronnerskirchen die beste Rehabilitationsklinik in Deutschland für solche Fälle wie deiner. Dort werden – und das ist bei deiner angeschlagenen Psyche nicht unwichtig – in erster Linie rehabilitationsfähige und -willige Patienten aufgenommen."

Er führte dann noch weiter aus, es nütze mir gar nichts, wenn meine Gliedmaßen einigermaßen funktionsfähig seien, ich mich aber nicht richtig bewegen könnte, weil die koordinierte Steuerung vom Gehirn aus nicht richtig klappen würde.

Nach diesem Besuch von Reinhard war ich tief deprimiert. Natürlich wusste ich inzwischen selbst, dass eine Menge an Informationen nicht mehr vorhanden war, und es mangelte mir auch an der Fähigkeit, diese erneut aufzunehmen. Meine geistigen Möglichkeiten waren schwerwiegend gestört – mein Innenleben nicht mehr in Ordnung.

Zu meinem großen Glück bekam ich nur einen Bruchteil davon mit, wie meine Angehörigen bisher auf diese katastrophalen Folgen des Unfalls reagierten. Die tagelange Bewusstlosigkeit, das nachfolgende schwere Durchgangssyndrom, die Operationen und die einschneidende Bewusstseinstrübung ließen Wahrnehmungen aus der Umwelt einfach nicht zu.

Die nun folgende Zeit erlebte ich jedoch; die in unmittelbarer Nähe befindlichen Menschen registrierte ich. Im normalen Zustand wären die Zuwendungen, die mir von allen Seiten zuteil wurden, höchst ungewöhnlich oder sogar lästig gewesen. Die Situation ließ mich jedoch jede pflegerische Geste, jede ärztliche Schmerzlinderung und jedes gute Wort aufsaugen, als sei ich ein trockener Schwamm.

Ursula kam jeden Tag zu mir – häufig brachte sie auch eins der beiden Mädchen mit oder auch beide. Der Sohn ließ sich nach wie vor aus unerfindlichen Gründen nicht blicken.

In der ersten Zeit fiel es mir schwer, die Kinder mit ihren Namen anzusprechen. Die Gesichter kannte ich natürlich . . . Schmerzen, die bei solch schwerwiegenden Verletzungen unausweichlich waren, nahm ich zunächst überhaupt nicht wahr. Mein Bewusstsein war derart getrübt, dass der körperliche Zustand nicht ins Gewicht fiel.

Der seelische Zustand, das Gemüt, die Psyche blieben allerdings nicht verschont; verhalten und dann immer drängender begann ich über mein künftiges Schicksal nachzudenken. Die pausenlosen Gedächtnislücken, Schwierigkeiten beim Formulieren einfachster Worte und Sätze oder beim Begreifen von Sachzusammenhängen machten große Mühe.

Die psychologische und medizinische Betreuung ließ nicht zu wünschen übrig – ich wurde sehr fürsorglich behandelt. Die sicherlich nicht leichten Versuche meiner Frau, mir mir Gespräche zu führen, die immer wieder in Sackgassen führten, taten mir unendlich gut. Allein der Klang der vertrauten Stimme, der Geruch frischer Blumen oder auch der Geschmack eines süßen Mitbringsels gaben mir das Gefühl, in meinem Elend nicht allein zu sein.

Zwischendurch gab es auch andere Besucher. Es waren Gewerkschafter der IG Metall, der Betriebsratsvorsitzende meiner Firma und einige Kollegen, Freunde aus der Katholischen Arbeitnehmer-Bewegung und gute Bekannte. Alle sicherten mir ihre Hilfe zu, und wie ich später von Ursula erfuhr, gab es tatsächlich außerordentlich überraschende Gesten des Mitfühlens und der Anteilnahme, die bis zur massiven Hilfeleistung bei der Bewältigung der Pflichten eine Hausherrn ginge, mit denen Ursula zusätzlich belastet war.

Inzwischen durfte ich zeitweise aufstehen; mit Hilfe von Krückstöcken humpelte ich in den Gängen der Unfallstation hin und her – zunächst immer in Begleitung einer Pflegeperson oder meiner Frau. Allerdings war ich stark geschwächt und die rechte Beinmuskulatur war atrophiert.

Eines Tages wurde mir Besuch angekündigt. Ein älterer Herr kam ins Krankenzimmer – das Gesicht war mir bekannt, der Name jedoch entfallen. Ich wusste nur, dass er von meiner Arbeitsstelle kam. Wie sich herausstellte, war er einer der drei Geschäftsführer meines Arbeitgebers. Herr Kübel, so hieß er, teilte mir mit, dass ich mir keine Sorgen zu machen brauche: „Herr Hausmann, Ihr Unfall war für uns ein Schock! Geschäftsleitung, Betriebsrat und Belegschaft lassen Sie nicht im Regen stehen. Sollten Sie durch diese üble Geschichte finanzielle Sorgen haben, teilen Sie mir das ruhig mit – wir werden Ihnen im Rahmen unserer Möglichkeiten helfen. Schließlich sind Sie auf dem Weg von der Arbeit nach Hause ohne eigenes Verschulden verunglückt."

Nach einigen freundlichen Worten verließ mich der Mann wieder. Für den Besuch hatte ich keine Erklärung; ich war auch verstandesmäßig noch nicht in der Lage, 1 und 1 zusammenzuzählen.

Alleingelassen kam alles wieder über mich. Tiefe Depressionen und Selbstzweifel ließen mich nicht in Ruhe, und ich begann über den Sinn meiner schrecklichen Situation zu grübeln.

Seelische Schwierigkeiten

Als überzeugter Katholik wusste ich schon von Kindesbeinen an – das wurde mir schon in der Schule im Religionsunterricht beigebracht –, dass menschliches Tun, Absichten und Überlegungen, gute wie böse, Kriege und Naturkatastrophen einen, wenn auch oft verborgenen, erst viel später offenbar werdenden Sinn haben.

Natürlich stolperte ich häufig wie andere Zeitgenossen über Ereignisse, die ich nicht verstand, deren Sinn aus streng diesseitiger Sicht nicht einzusehen war, weil er Schaden anrichtete – Schaden an Menschen oder Dingen, die wiederum Menschen gehörten, von ihnen erarbeitet wurden oder indirekt durch sie entstanden. Dies war nicht einzusehen; die Zerstörung von Sachen oder das gegen Menschen gerichtete Böse konnte ich nicht verstehen – es konnte nicht gottgewollt sein.

So ging es auch mit mir selbst. Ursula hatte mir die Papst-Medaille mitgebracht. Sie lag in ihrem Etui auf meinem Schränkchen neben dem Bett, inmitten von Tabletten und des ständig benutzten Fieberthermometers.

An einem Tag – die Weihnachtszeit mit ihren emotionalen Belastungen war längst vorbei – nahm ich die Münze in die Hand und begann erstmals ganz zielstrebig in mein Inneres einzudringen.

Eine Serie von zum Teil widersprechender, aber auch sich ergänzender Gefühle und Gedanken bewegte mich. Da war die Erkenntnis, dass nichts mehr so war wie vor dem Unfall, alle Zukunftspläne waren zunichte, einfachste materielle Wünsche zerstört, Probleme mit mir selbst, Unsicherheiten für die Angehörigen vorhanden – kein Silberstreif in Sicht.

Dies war eine neue Erfahrung für mich, eine entsetzliche. Früher, in der Vergangenheit, vor dieser Katastrophe waren Enttäuschungen oder Fehler, die man begangen hatte, überschaubar. Auf irgendeine Weise kamen sie in Ordnung – durch eigenes Tun oder die Hilfe anderer. Aber jetzt?

Ich fühlte mich ungerecht behandelt und begann zu hadern.
„Warum, o Gott, weshalb du da droben, der du alles weißt, was hier unten auf der Erde geschieht, weshalb hast du mir das angetan? Warum? Weshalb?" In meiner Verzweiflung fragte ich weiter: „Wenn du mir das schon zugemutet hast, dann zeig mir auch einen Weg, wie es wieder gut wird oder wie ich mir selbst helfen kann!"
Es gab natürlich keine Antwort – ich erwartete auch gar keine. Die Frage war eigentlich auch gar keine Frage im üblichen Sinne, eher ein Vorwurf, ein infantiles Gekränktsein.
Bei nüchterner Betrachtung konnte ich in meinem seelischen Zustand auch keine Hilfe erwarten. Als höchst durchschnittlicher Christ und Katholik, mit starken Bindungen und Gefühlen, mit meinem Hang zur Oberflächlichkeit und der Sensibilität eines Elefanten – was sich besonders gegenüber dem Nächsten bemerkbar machte – war eine Zuwendung fraglich. Dazu musste auch von mir eine Serie von Voraussetzungen geleistet werden. Sicher, so überlegte ich etwas weniger selbstkritisch, ich hatte eine „soziale Ader"; aber auch hierin – ich wurde etwas ehrlicher – unterscheide ich mich eigentlich nur wenig von anderen „besonders fürsorglichen" Menschen. Die Frage, ob das soziale Engagement ausschließlich Bedürftigen oder Benachteiligten gilt oder ob dabei nicht auch eigene Gesichtspunkte entscheidend sind, konnte ich zu meinem Bedauern nicht befriedigend beantworten.
Dennoch hoffte ich etwas Ordnung in meinem Inneren zu schaffen. Es war mir klar, dass nur aus dem geistig-seelischen Bereich eine Antwort zu finden war. Den Verstand konnte ich dabei nicht gebrauchen – selbst wenn er in ausreichendem Maße dagewesen wäre. Eine solche furchtbare Sache ist mit irdischem Verständnis niemals erklärbar, die Antworten auf meine zahllosen Fragen konnten nur aus dem Inneren kommen.
Beim unaufhörlichen Forschen in den Regionen der Psyche und des Gemüts – eine für mich völlig ungewohnte Übung und auch vor dem Unfall niemals in dieser Weise praktiziert – kam nach langen Stunden des deprimierenden Überlegens, des Verzweifelns, der Unsicherheit plötzlich eine große Ruhe über mich. Aus dem Wust von undefinierbaren Gefühlen und Gedanken – überwiegend negativen –, aus einem Tal schwerster Depressionen kroch ich förmlich ans Licht, erst langsam, dann immer schneller.

Es war mir auf einmal möglich, einen zu diesem Zeitpunkt relativ klaren Gedanken zu fassen. Mit Erleichterung dachte ich über dieses neue Phänomen nach: Es war mir klar, dass ich ein Signal empfangen hatte – ein Zeichen, dass ich nicht vergessen war; eine Hilfe, damit ich mich öffnen konnte, ein Impuls, eine Motivation, den Kopf nicht hängen zu lassen.
Mit überraschender Gelassenheit widmete ich mich Gedanken, zu denen ich sicherlich vorher nicht fähig gewesen wäre. In meinem Suchen nach einer Begründung für mein Geschick, für die Folgen oder Konsequenzen, hatte ich bisher nur das Negative vor Augen. Vielleicht, so dachte ich plötzlich, ist diese üble Geschichte auch eine Herausforderung, eine harte Bewährungsprobe für mich und für die Menschen, die mir nahestehen!
Nach wie vor spürte ich selbstverständlich, was organisch, konstitutionell und geistig mit mir los war; psychisch war ich jedoch in diesem Augenblick ein erhebliches Stück weiter. Die körperliche Unbill war leichter zu ertragen; endlich gab es mögliche Antworten, zumindest eine, mit der ich etwas anfangen konnte.
An diesem Tag, in diesem Augenblick nahm ich mir fest vor, die Augen und das Gemüt zu öffnen und um meine völlige Genesung zu kämpfen.
In dieser Nacht schlief ich so gut wie schon lange nicht mehr.
Am nächsten Morgen erwachte ich ausgeruht und mit einer Ausgeglichenheit, die in keinem Verhältnis zu den Vortagen stand – dies stellte ich überrascht fest.
Von den seelischen Belastungen vorübergehend frei, begann ich erneut nachzudenken. Realistischerweise rechnete ich damit, dass noch einiges auf mich zukommen würde. Ausgehend von der Erkenntnis, dass ich offen sein musste für mich selbst und meine Genesung, für meine Angehörigen, wusste ich auf einmal, was ich zu tun hatte: Unter keinen Umständen durfte ich in meinem Inneren negativen, zerstörerischen Gedanken freien Raum lassen. Ich musste mich auf das Positive konzentrieren, um genügend Energie zu haben, auch Rückschläge oder Niederlagen zu verkraften. An den angenehmen Dingen festhalten, die negativen verdrängen – diese Gedanken setzten sich in mir fest.
Bei dieser Gelegenheit fasste ich auch den Entschluss – den ich lange Zeit erfolgreich durchgehalten habe –, mich unter keinen Umständen mit dem Unfall-Verursacher oder mit den recht merkwürdigen Begleitumständen

emotional zu beschäftigen. Gedanklich und gefühlsmäßig frei zu sein, war von großer Wichtigkeit – das spürte ich instinktiv.

Die Zielsetzungen meiner Überlegungen, diese konstruktiven Gefühle stimulierten mich ungeheuer. Das die ganze Zeit vermisste Selbstwertgefühl regte sich. Dennoch machte ich mir natürlich Sorgen; aber die Kümmernisse, der psychische Zustand erdrückten mich nicht mehr.

Am Ende dieser schweren seelischen Belastung und der überraschenden Wende in die gedankliche Freiheit, die ich so dringend nötig hatte, war mir klar, wie dies zustande gekommen war.

An diesem Tag – es war der Vortag der Entlassung aus den Universitätsklniken – versuchte ich erstmals, einfache Texte zu lesen. Der Versuch scheiterte. Es war mir nicht möglich, bereits gelesene Worte in dem geschädigten Gehirn zu speichern, so dass die Sätze oder Passagen keinen Sinn ergaben. Auch beim zweiten Versuch hatte ich Schwierigkeiten; dennoch merkte ich einen graduellen Unterschied zu dem Leseversuch einige Stunden zuvor. Von nun an versuchte ich es ständig mit unterschiedlichen Texten. Die Konzentration machte mir enorm zu schaffen, und ich war regelmäßig ziemlich erschöpft nach dieser „Lesearbeit".

Aufnahme in Ronnerskirchen

Die ersten Tage zu Hause verbrachte ich in einer Art Wartestellung; die „Übersiedlung" nach Ronnerskirchen sollte in nächster Zeit erfolgen. Meine Gehversuche besserten sich zwar, die Krücken benötigte ich jedoch nach wie vor – ich befürchtete Gleichgewichtsstörungen; die Stöcke dienten mir als Hilfsmittel, um meine Angst in den Griff zu bekommen. So konnte ich Kleinigkeiten in Haus und Garten nur mühsam erledigen.

Es dauerte nicht lange, dann galt es Abschied zu nehmen, von der vertrauten Umgebung, von meiner Frau, von den Schwiegereltern, von Freunden und Bekannten. Das Zuhause, die Kinder, die permanente Zuwendung zu verlassen, fiel mir unsagbar schwer; es war damit zu rechnen, dass ich wahrscheinlich mehrere Monate in dem Rehabilitationszentrum Ronnerskirchen bleiben musste.

Ursula fuhr mich mit unserem Auto zum neuen Aufenthaltsort. Die Neurologische Klinik machte auf mich zunächst einen ernüchternden Eindruck. Sicherlich spielte dabei auch mein emotionaler Zustand eine entscheidende Rolle. Das versorgende Heim, die warme Stube, nahestehende und es gut mit mir meinende Menschen zu verlassen, war für mich schwer zu verkraften.

Die Klinik selbst ist ein großer Gebäudekomplex, der über zwei Straßenseiten geht, mit einem wunderschönen Garten – fast ein Park –, einem Schwimmbecken und anderen, allerdings nicht dominierenden Sportanlagen und -geräten. Alles war sehr gepflegt und machte auf unbeteiligte Besucher sicherlich einen hervorragenden Eindruck.

Ursula, die mich auch in die Aufnahme begleitete, meinte, ich sei hier wunderbar untergebracht.

Die Menschen, die mir beim Antrittsbesuch auf dem Weg begegneten, erinnerten mich sofort an mein eigenes Schicksal. Patienten, hinkend oder mit bewegungslos herabhängendem Arm, leerem Gesichtsausdruck, Gesprächsfetzen des Pflegepersonals mit Schwerstbehinderten, die lediglich gutturale Laute von sich geben konnten, waren kein erfreulicher erster Kontakt. Dazwischen Ärzte mit wehenden weißen Mänteln, Therapeuten, die eilig die Treppen auf- und abgingen – die typische Hektik eines Krankenhauses. Dies sollte für lange Zeit mein zweites Zuhause sein?!
Beim Eintritt in das Chefzimmer sah ich einen Mann, etwa 55 Jahre alt, von schlanker Gestalt, mit sympathischem, differenziertem Gesicht, im typischen weißen Arztkittel, der über einem Stoß von Akten saß und mich interessiert ansah.
„Sie sind der Herr Hausmann", begrüßte er mich und hieß mich ihm gegenüber Platz zu nehmen. Dann nahm er gezielt einen speziellen Ordner, in dem er flüchtig blätterte. Dann fuhr er fort: „Sie hatten eine schlimme Sache, einen schweren Unfall. Die Folgen sind noch nicht überwunden, das wissen Sie sicherlich, und deshalb sind Sie auch hier. Aber trösten Sie sich, Sie sind bei uns hier nur einer von vielen."
Dr. Bugner, der Leiter des Rehabilitationszentrums, stellte eine Menge Frauegn an mich, Fragen, deren Sinn ich überhaupt nicht begreifen konnte. Ursula, die das ganze Aufnahmegespräch mitbekam und erst befragt wurde, nachdem ich kurzzeitig das Arztzimmer verlassen hatte, war ebenso verwirrt über die Art und den Umfang der Fragen, wie sie später sagte. Zeitweise kam ich mir vor wie im Kreuzverhör, obwohl der informationshungrige Arzt mich wiederholt darauf hinwies, dass diese Fragen absolut notwendig seien, wenn sie auch scheinbar nichts mit dem eigentlichen Geschehen und seinen Folgen zu tun hätten. Es waren Fragen nach der Schulbildung, dem Elternhaus, der Umgebung in meiner Heimatgemeinde, nach dem Beruf und der Weiterbildung und nach meinen gesellschaftlichen Interessen. Als Dr. Bugner von den kommenden beruflichen Belastungen der Umschulung zum CNC-Drehmaschinen-Bediener erfuhr und ich ihm die ganze Palette der technischen Neuerungen schilderte, ohne jede Schönfärberei auf die auch für einen durchschnittlich begabten, gesunden Fachmann sich ergebenden Schwierigkeiten hinwies, schüttelte er bedenklich den Kopf. Er meinte dann, für

mich müsse eine andere Lösung gefunden werden; wahrscheinlich würde ich diese zusätzlichen Belastungen nur sehr schwer verkraften.
Am Ende des einstündigen Gesprächs hätte ich mir normalerweise ziemlich entblößt vorkommen müssen. Das Gespräch hatte mich angestrengt; die Konzentration, das Erinnern an Tatbestände der Vergangenheit war mühsam – obwohl mir meine Frau pausenlos half. Der Arzt reagierte auf eine verwunderte Zwischenfrage von mir, dass alle Informationen für das Persönlichkeitsbild, für krankengymnastische Übungen und vor allem für ein gezieltes Hirntraining unausweichlich seien. Jeder Patient müsse nach seiner individuellen Situation behandelt werden.
Anschließend meinte Dr. Bugner, ich müsse Mut haben, dürfe die Hoffnung nicht verlieren – es könnten auch Rückschläge eintreten. Zweifellos seien bei dem Unfall Millionen von Hirnzellen zerstört worden. Dies sei zwar in Anbetracht von etwa 20 Milliarden Zellen eine relativ kleine Zahl. Es käme jedoch auf die Qualität und die breitgefächerte Aufgabe der verlorengegangenen Zellen an.
Im Anschluss an das Gespräch wurde die Modulationsfähigkeit der Hände und der Finger, das Gleichgewichtsverhalten des Körpers, die Richtungsgenauigkeit beim Vorwärts- und Rückwärtsgehen, das Wiederaufrichten aus der gebeugten Haltung getestet. Abschließend sagte Dr. Bugner zu mir: „Herr Hausmann, das wird kein kurzer Aufenthalt bei uns werden. Bitte, richten Sie sich beide", und dabei sah er auch meine Frau an, „darauf ein. Ihnen, Frau Hausmann, fällt dabei eine unglaublich wichtige und schwierige Aufgabe zu. Sie müssen nicht nur Ihre eigenen psychischen Schwierigkeiten im Griff behalten, sondern Ihren Mann zusätzlich auch noch aufrichten. Das wird nicht einfach sein."
Ursula half mir danach noch, meine Utensilien in dem Zweibett-Zimmer unterzubringen. Dann wurde es für sie Zeit; sie hatte noch eine Strecke von über 100 Kilometern zu fahren, um nach Hause zu kommen.
Nach einem kurzen, für mich sehr schmerzhaften Abschied war ich allein. Allein mit meinen Gedanken, mit der ungewissen, wenig erfreulichen Zukunftsaussicht, mit all meinen Problemen, in einer unbekannten Umgebung, unter fremden Menschen und ohne jede Zuwendung, die ich in dieser Situation doch so dringend gebraucht hätte. Es war furchtbar, was sich da in meinem Innern abspielte! Nie hätte ich es früher für möglich gehalten, psychisch derart aus dem Gleichgewicht zu kommen.

Eine der Ruhebänke auf dem Gang zu meinem Krankenzimmer war nur mit einem Patienten besetzt; ich stellte meine Krücken an die Wand und setzte mich hin.
Langsam wurde ich ruhiger, die unbeschreiblichen seelischen Nöte bekam ich unter Kontrolle, indem ich sie verdrängte. Die Tränen, die mir ungehemmt über das Gesicht liefen, kamen allmählich zum Stillstand.

„Setzen Sie sich, Herr Hausmann", sagte am nächsten Morgen Frau Triebach, die Therapeutin für das Cerebrale Leistungstraining, kurz CL genannt, und deutete auf einen Stuhl, der vor ihrem Schreibtisch stand.
„In groben Zügen weiß ich zwar von Herrn Dr. Bugner, dem Chefarzt, was Ihnen passiert oder was mit Ihnen los ist. Aber einige Einzelheiten müssen Sie mir noch erzählen. Sie haben die Volksschule besucht und waren dort, wie Sie selbst berichten, ein ganz passabler Schüler. Sagen Sie mir bitte noch: Hatten Sie bei Ihren Leistungen eine außergewöhnliche Stärke, etwas, das Ihnen besonderen Spaß machte oder auch, was Ihnen nicht so leicht fiel oder womit Sie gar nicht zurecht kamen? In welchen Fächern waren sie besonders gut, in welchen nur Durchschnitt?"
Die erneuten Fragen überraschten mich. Trotz der verminderten Aufnahmefähigkeit meines Denkapparates verspürte ich ein System hinter den vielen Fragen von Chefarzt Dr. Bugner und jetzt von der CL-Therapeutin. Dem Rätsel auf den Grund zu gehen, musste ich vorerst zurückstellen; die Fragen der Therapeutin beantwortete ich, so gut ich es konnte.
In Mathematik war ich Durchschnitt, schilderte ich ihr – dies habe jedoch in einer Klasse mit keinem hohen Niveau nichts zu bedeuten gehabt.
„Wirklich überdurchschnittlich waren die Leistungen in Deutsch", sagte ich ohne jede Bescheidenheit.
Auf diese Information ging Frau Triebach dann näher ein. Gelöst und völlig locker unterhielten wir uns über die Schulzeit, bis ich plötzlich merkte, dass hier nicht nur Vergangenes aus meiner Jugendzeit zum Vorschein kam. Das Gespräch wurde so gezielt von der Therapeutin geführt, dass ich sie plötzlich direkt ansprach: „Sagen Sie mal, Frau Triebach, Sie sprechen von Lehrinhalten, vom Lehrstoff, vom unterschiedlichen Verhalten des Lehrpersonals, als ob das alles erst gestern gewesen sei! Daraus ist zu schließen, dass Sie sich im Schuldienst besonders gut auskennen!"

Ich hatte mich zwar mit meiner Frage ziemlich weit vorgewagt, war jedoch von der Antwort überrascht: „Herr Hausmann, ich bin von Hause aus Lehrerin. Und um Ihren weiteren Fragen zuvorzukommen: Die Arbeit hier ist anspruchsvoller und sie ist auch sozial befriedigender!"
Daraufhin fühlte ich mich ermuntert, auch meinerseits meinen Informationshunger zu stillen, zumal es für mich schon immer wichtig war, Ursachen und Zielsetzungen zu ergründen. Auswirkungen waren zwar wichtig; entscheidend war eigentlich für mich immer die Motivation.
„Warum, Frau Triebach, wollen Sie das alles wissen?"
„Ihre Fragen, Herr Hausmann, überraschen mich, dennoch will ich versuchen, Ihnen die komplizierte Materie verständlich zu machen."
Sie fügte noch hinzu, meine Hirnleistungen müssten ergründet werden, nicht nur wie sie jetzt wären, sondern wie sie vor dem Unfall waren. Nur mit einer gezielten Therapie wäre es dann möglich, dort einzugreifen, wo es nötig wäre. Die noch brachliegenden Hirnzellen zu aktivieren, damit sie die Funktion der zerstörten in einem langsam sich steigenden Lernprozess allmählich übernehmen könnten, das sei das ganze Geheimnis der CL-Therapie.
Mit dieser plausiblen Erklärung war ich entlassen. Beim Hinausgehen sagte mir die Therapeutin die in meiner sich erneut einstellenden depressiven Phase trostreichen Worte: „Ich glaube, Herr Hausmann, wir kriegen Sie wieder hin. Lassen Sie den Kopf nicht hängen, morgen geht's dann gleich los!"
Von Frau Triebach verabschiedet, begab ich mich anschließend zur Abteilung der Krankengymnastik. Eine nette, gutaussehende junge Frau, die Krankengymnastin Siegmann, erwartete mich bereits; der An-trittsbesuch war vorprogrammiert. Sie wies auf einen Umkleideraum, in dem ich mich bis auf die kurzen Sporthosen und das Trikot entkleiden konnte. Dann wurde ich in ähnlicher Weise wie beim Chefarzt Dr. Bugner begutachtet. Bedenklich verzog sie das Gesicht, als ich mich, auf die Krücken gestützt, vor ihr aufbaute.
„Das sieht nicht so gut aus, Herr Hausmann! Linksseitige abklingende Parese, mit der nur allzu logischen Erschlaffung der Muskulatur. Dazu durch die lange Bettlägerigkeit rechtsseitig die Beinmuskulatur atrophiert! Da haben wir einiges zu tun! Morgen, im Anschluss an das CL-Training fangen wir an."

In die Ergo-Abteilung sollte ich erst einen Tag später gehen. Dort war ein Einführungsgespräch oder ein Antrittsbesuch nicht vorgesehen. Im Rahmen der üblichen Therapiemaßnahmen sollte ich verschiedene Übungen machen, mit denen die Finger und Hände gekräftigt, die Beweglichkeit wieder hergestellt, d.h. die Feinmotorik der Gliedmaßen wieder in den Sollzustand gebracht werden. Das erfuhr ich schon von Dr. Bugner beim Einführungsgespräch.

Den Nachmittag hatte ich zur freien Verfügung; ich wollte mich mit der mir fremden Umgebung vertraut machen und mich seelisch auf den kommenden Tag vorbereiten.

Inzwischen war die immer wieder hervorbrechende Depression durch nachdenkliche Phasen abgelöst worden. Die kommenden Wochen und Monate würden nicht leicht werden, das fühlte ich instinktiv. Die fehlenden Hirnleistungen, die sich am deutlichsten bei der Merkfähigkeit ankündigten, machten mir immer wieder zu schaffen.

Ich verließ zum ersten Mal das Gelände der Neurologischen Klinik. Mit meinen Krücken humpelte ich ein Stück auf dem Bürgersteig der Hauptstraße des Ortes, versuchte, Beschriftungen an Häusern aufzunehmen, um festzustellen, ob beim Rückweg die Begriffe noch vorhanden waren. Absolute Fehlanzeige – nichts war mehr vorhanden.

Müde geworden, ging ich den kurzen Weg zurück zur Klinik. Erschöpft setzte ich mich dort auf einen der wenigen freien Plätze auf dem Gang zu meiner Station. In der Patienten-Runde – das war unschwer zu erkennen – saßen die unterschiedlichsten Zeitgenossen bei Gesprächen oder mehr und weniger anspruchsvollen Gesellschaftsspielen. Die Atmosphäre war eigentümlicherweise gespannt; mehrere der äußerlich völlig normal wirkenden Klinik-Patienten waren in eine durchaus nicht leise zu nennende Diskussion über die Klinik, ihre Aufgaben, ihre Möglichkeiten und den Leistungswillen der Ärzte und Therapeuten verwickelt.

Einer der Patienten, er wurde von den anderen Rudi genannt, ließ sich im besonderen über das CL-Training und die zuständige Therapeutin, Frau Triebach, aus. Sehr emotional und, wie mir schien, wenig sachlich.

„Das Weib hat etwas an der Erbse oder vielleicht auch wo anders", fauchte der etwa 30 Jahre alte, eigentlich sympathisch aussehende Rudi

Köhler. „Die mit ihrem Kiki-Kram! Als ob wir kleine Kinder wären! So einen Stuss uns zuzumuten – das ist das allerletzte!"
Sein Gegenüber nahm dies nicht kommentarlos hin. „Du, Rudi, siehst das völlig falsch. Ich bin zwar noch nicht so lange da wie du – aus meiner Sicht ist die Triebach ganz in Ordnung. Die geht so vor, wie unser Zustand es erfordert. Wenn du mit ihr nicht klar kommst, ist das ganz allein deine Sache!"
Beim angestrengten und konzentrierten Zuhören, soweit mir das möglich war, erfuhr ich dann, dass die Therapeutin den Patienten Köhler mit einigen mehr oder weniger schwierigen Aufgaben konfrontierte, die dieser lösen sollte. Köhler lehnte diese jedoch ab, weil sie ihm zu kindisch vorkamen. Dies wurde jedoch von seinem Gesprächskontrahenten bestritten, der dem aggressiven Köhler unterstellte, dass er die Aufgaben ablehnte, weil er einfach nicht in der Lage war, sie zu lösen.
„Du bist mir vielleicht eine Type, Rudi. Wie du uns erzählt hast, bist du schon das zweite Mal hier. Und uns willst du etwas auf die Backen schmieren! Ich – für meine Person – spiel da nicht mit."
Für mich, den Neuen hier, den vorerst Unbeteiligten war diese gespannte Atmosphäre wenig erfreulich. Die bisherigen Eindrücke – die Klinik, der Chefarzt und seine Therapeutinnen – waren für mich außerordentlich positiv – die lautstark vorgetragenen Beschwerden des Patienten Köhler deshalb wenig verständlich.
An der Seite des Querulanten, jedoch offensichtlich ohne jede Beziehung zu ihm, saß eine sympathisch wirkende junge Frau – ich schätzte sie höchstens auf 27 Jahre –, die sich bemühte, etwas zu sagen. Es waren jedoch nur unverständliche Laute, die sie hervorbrachte. Dann nahm sie einen Zettel aus ihrer etwas antiquiert wirkenden Handtasche, schrieb etwas auf das Papier und zeigte es ihm.
Er las es, schüttelte dann mit dem Kopf und murmelte: „Nein, nein."
Dann neigte er sich etwas zu mir herüber und sprach mich an. „Du bist noch neu hier in dem Laden! Das ist Susanne Wegener; sie kann nicht sprechen und ist stark gehbehindert – kürzlich saß sie noch im Rollstuhl."
Zunächst war ich etwas verblüfft über das allgemein übliche „Du". Es wurde mir jedoch sofort klar, dass der gemeinsame Leidensweg Barrieren abbaut – ich fand das auch in Ordnung. Allerdings schwor ich, mir den Rückzug in eigene Empfindungen und Denkweisen offenzuhalten.

Im übrigen ertappte ich mich, wie ich versuchte, die bisherigen Informationen zu ordnen. Dies war ein Schritt nach vorne – das spürte ich instinktiv. Auch die sich plötzlich bemerkbar machende Neugierde war zu diesem Zeitpunkt ungewöhnlich. Es interessierte mich, auf welche Weise die Mitpatienten zu ihren Behinderungen gekommen waren. Vor allem nahm ich wahr – und das war wohl das Entscheidende –, ich war mit meinen individuellen Schwierigkeiten noch relativ gut dran. Besonders die Sprachstörung Susanne Wegeners schockierte mich; des Verständigungsmittels Sprache beraubt zu sein, war für mich schon immer besonders schlimm. Dem Gegenüber, dem Freund, dem Lebenspartner die Bedürfnisse, Empfindungen oder seelischen Kümmernisse nicht mehr mitteilen zu können, durch ein Gespräch weitere Informationen zu erhalten, die gegebenenfalls zu neuen Überlegungen führen könnten – von diesem unglaublich wichtigen zwischenmenschlichen Mittel der Begegnung war Susanne Wegener ausgeschlossen.

Während sich in mir diese Gedanken breitmachten, ging die Auseinandersetzung am Tisch weiter, so dass ich langsam aufstand, um dieser unfreundlichen Atmosphäre zu entfliehen. Dabei entdeckte ich auf dem Gesicht der jungen Frau Tränen, die unaufhaltsam rannen. Dann stand sie mühsam auf und humpelte, auf einen Stock gestützt, dem Ausgang zu.

Das fruchtlose Gerangel um Banalitäten war mir zuwider, und ich verließ ebenfalls die Gesprächsrunde, besser eigentlich den Debattierkreis. Wahrscheinlich waren diese Spannungen für Susanne Wegener der Grund für die Tränen und das Verlassen der kleinen Gemeinschaft. Dazu kam noch, dass es ihr nicht möglich war, zu der offensichtlich für sie wichtigen Problematik ihre Meinung zu äußern.

Draußen, auf dem Vorplatz der Klinik nickte ich ihr verstehend zu, ging dann in mein Zimmer und begann, Ursula einen Brief nach Hause zu schreiben.

Wir hatten miteinander ausgemacht, dass ich täglich oder wenigstens alle zwei Tage schreiben sollte. Für Ursula war es nicht nur wichtig zu erfahren, wie es mir ginge, was Ärzte und Therapeuten mit mir anstellten. Wahrscheinlich – sie hat später nie darüber gesprochen – war auch ein anderer, sehr wesentlicher und zu ihrem Charakter passender Gesichtspunkt für sie ausschlaggebend gewesen, diesem Vorschlag von mir zuzustimmen und mich in meiner Absicht noch zu bestärken. Ursula wollte an Hand von Fakten selbst erfahren, welche Fortschritte ich mache. Ob ich beim Formulieren von Tatbeständen klar blieb, Umständlichkeiten beim Schildern des klinischen Alltags vermied und meine, vorwiegend im Gespräch immer wieder auftretenden Wortfindungsstörungen langsam und systematisch in den Griff bekam – dies alles musste sich in meinen Briefen niederschlagen. Sicherlich war das für sie damals außerordentlich wichtig.

Dieser erste Brief von Ronnerskirchen nach Hause machte mir noch Schwierigkeiten. Früher – das wusste ich unterschwellig – waren Briefe oder sonstige Niederschriften nie ein Problem gewesen. Nach meinem Unfall war es das erste Mal, dass ich mich bemühte, Sätze und Gedanken für den Adressaten verständlich zu machen, und ich brauchte dazu fast zwei Stunden.

Die CL-Therapie

Recht früh war ich am anderen Tag auf den Beinen. Ich fühlte instinktiv, dass dieser Mittwoch sehr wichtig für mich war, dass es an diesem Tag um viel ging.
Vor dem Besuch bei der Therapeutin Triebach hatte ich Angst. Die anschließende Gymnastikstunde bei Frau Siegmann belastete mich dagegen überhaupt nicht. Vielleicht – so überlegte ich – hatte die gestrige Auseinandersetzung, die ich als Unbeteiligter mitbekam, ihre Spuren in meinem Inneren hinterlassen. Als ich dann jedoch bei der CL-Therapeutin war, löste sich der Kloß in meinem Hals.
Frau Triebach begann sehr locker und erklärte unter anderem, beginnend mit diesem CL-Training sei eine neue Patientengruppe zusammen; sie wolle alles versuchen, Fortschritte in unseren Hirnleistungen zu erzielen.
„Wir beginnen mit ganz alltäglichen Dingen", fuhr sie fort, „zehn Patienten sind in diesem Raum. Mal sehen, ob Sie Ihre Mitpatienten nach Vor- und Nachnamen unterscheiden können und sie nicht durcheinanderbringen. Sie kennen sich von den verschiedenen Therapien sicher vom ‚Sehen' her; also dürfte das für Sie nicht allzu schwer sein. In unserer Gruppe ist nur ein Patient ganz neu: Herr Hausmann. Alle anderen sind mehr oder weniger miteinander bekannt."
Wir konnten an unseren Tischen sitzenbleiben. Für mich bedeutete diese ungewohnte Atmosphäre eine Art zeitlicher Rückblende. Wie lange war es her, dass man mit Papier und Bleistift, mit einer der üblichen Schultafeln und dazu noch mit einer Lehrperson im gleichen Raum war? Über 25 Jahre war es her – wenn ich die Zeit der Berufsschule mitzählte! Zwar hatte ich unmittelbar vor dieser furchtbaren Geschichte im Rahmen

der CNC-Ausbildung und der Weiterbildung in meinem Beruf vorübergehend „die Schulbank drücken" müssen.
Die Therapeutin Triebach unterbrach meine gefährlichen Gedanken, die in eine Art Depression münden konnten, wenn ich ihnen weiter freien Lauf gelassen hätte, mit ihrer Ankündigung vehement.
„Also, wir beginnen unser kleines Spielchen zunächst erst einmal mit den sechs Personen der vorderen Tischreihe. Jeder von Ihnen steht kurz auf, nennt Vornamen und Nachnamen, setzt sich dann jedoch sofort wieder."
„Was ein Kiki-Kram", giftete Rudi Köhler, der mit mir am Tisch saß.
„Herr Köhler, Sie können gern den Raum verlassen und in zwei Stunden wiederkommen; dann geht es zwar etwas forscher zu – aber wenn Ihnen das nichts ausmacht – meinetwegen! Sie können das ja mal probieren – das wär' doch mal was. In dieser Gruppe aber, da nehmen Sie sich jetzt bitte etwas zusammen."
Rudi Köhler schwieg, mit grimmigem Gesicht.
Der einzige, der in dem dann folgenden „Einführungsspielchen", wie es die Therapeutin nannte, zweimal die Vornamen verwechselte, war ich. Frau Triebach winkte ab, als ich zu einer Entschuldigung ansetzte.
„Herr Hausmann, machen Sie keine Geschichten – Sie sind natürlich gegenüber den anderen Patienten hier im Raum absolut im Nachteil, das ist mir völlig klar. Sie müssen sich nichts draus machen!"
Danach gebot sie, Vor- und Nachnamen durch den Wohnort zu ergänzen. Die Prozedur des Vorstellens ließ sie dann noch einmal wiederholen – unter Ergänzung des Wohnortes.
Das Ergebnis war für mich verblüffend: Mit meiner Fehlerquote – dreimal hatte ich danebengeraten – lag ich ziemlich gut.
„So, meine Damen und Herren, jetzt wird's ernst! Jetzt will ich mal ernsthaft wissen, wieviel Sie behalten können: Zu Vor- und Nachnamen, Wohnort kommen jetzt noch die Straße und die Hausnummer hinzu."
Meine Fehlerquote erhöhte sich um einen. Ich hatte neben einem anderen Patienten, einem jungen Frankfurter namens Ralph Viechow, das beste Ergebnis. Rudi Köhler lag in der Mitte mit sieben Fehlern. Er fing an, erneut zu querulieren. Offensichtlich sah er weitere Steigerungen schon auf sich und uns zukommen, die auch Frau Triebach prompt aussprach:
„Sie dürften den ernsten Hintergrund dieses Spiels längst erraten haben.

Um Ihr Gedächtnis weiter zu fördern, legen wir noch einen Zahn zu: Jetzt kommt zu den bereits bekannten oder in Vergessenheit geratenen Daten noch das genaue Geburtsdatum hinzu. Sie beide, Frau Gerhard und Frau Schütz, machen bitte nicht mit. Meine Herren, dann mal los."
Jetzt lag ich mit meiner Fehlerquote in der oberen Hälfte, Ralph Viechow war der beste von uns sechs mit zwei Fehlern weniger als ich, Rudi Köhler lag auf dem vorletzten Platz und begann zu protestieren.
„Herr Köhler, Sie können Ihre Gedächtnislücken, die immer wieder auftreten, schließen. Konzentrieren Sie sich auf das Wesentliche, vergessen Sie wenigstens vorübergehend Ihre persönlichen Probleme; dadurch werden Sie so abgelenkt, dass für Ihre Gedächtnisleistung einfach kein Platz mehr ist. Also bitte, nehmen Sie sich etwas zusammen."
„Jawohl, Frau Bächlein, ich werde mir Mühe geben."
Köhler war mit diesem höhnischen Satz übers Ziel hinausgeschossen und hatte völlig die Kontrolle verloren.
„Herr Köhler", sagte die Therapeutin unterkühlt, mit beispielhafter Selbstbeherrschung, „Sie nehmen jetzt Ihre Schreibsachen und verlassen augenblicklich das Zimmer und diese Gruppe. Und bitte, beeilen Sie sich!"
Mit Nachdruck wandte sie sich, nachdem Rudi Köhler den Raum widerstrebend verlassen hatte, den vier letzten Patienten der Gruppe zu.
„Sie, Herr Seger, Herr Randolf, Herr Müller und Herr Diethelm, machen jetzt das gleiche."
Da bei vier Leuten die Gedächtnisarbeit erheblich einfacher war, ordnete Frau Triebach an, dass die Sprünge von einem Schwierigkeitsgrad zum anderen umfangreichere Informationen haben sollten. Am Schluss waren die vier restlichen Patienten ziemlich verwirrt: Sie hatten, jeder für sich, die anderen nicht nur nach Vor- und Nachnamen, nach Wohnort, Straße und Hausnummer, Geburtsdatum zu unterscheiden, die Therapeutin hatte auch noch Größe und Gewicht hinzugefügt.
Es wurden dann noch logisch-analytische Denkarbeiten durchgeführt. Dazu wurden uns allen zwei Blätter mit verschiedenen Figuren übergeben. Das erste Blatt zeigte eine Serie von Problemreihen, die auf dem zweiten Blatt wahlweise zu ergänzen waren. Es konnte nur eine der vier angebotenen Lösungsmöglichkeiten richtig sein.
Auch damit kam ich einigermaßen zurecht.

Dann wurde es ziemlich schwierig; Frau Triebach räumte dies auch ein. Es wäre nicht schlimm, wenn wir mit dieser Übung nicht zu Rande kämen. Diese Aufgaben würden sogar Gesunden und durchschnittlich begabten Zeitgenossen erhebliche Mühe bereiten.
Konzentration und Tempomotivation hieß die Aufgabenstellung. Es wurden uns keine Lösungsmöglichkeiten angeboten, sondern wir mussten einfache Rechenaufgaben umpolen: Die Divisionsaufgaben wurden zu Additions-, die Multiplikations- zu Subtrahierungsaufgaben – und dies alles durcheinander und unter Zeitdruck.
Hier streikte auch Ralph Viechow, der sich als der Beste unserer Gruppe herauskristallisiert hatte.
„Sehen Sie, vor der letzten Aufgabe sahen Sie alle mehr oder weniger zufrieden aus. Um alle Bereiche Ihres möglichen Hirnleistungsvermögens zu stimulieren, musste ich Ihnen diese schwierige Aufgabe stellen, auch um Ihre Phantasie anzuregen. Aber ich will Sie nicht mutlos machen: Als letzte Aufgabe für heute schreibe ich Ihnen einige Begriffe auf die Tafel. Sie werden alle neun und jeder für sich – das möchte ich ausdrücklich betonen – eine Serie übernehmen und mir die richtige Antwort sagen. Wir fangen wieder rechts außen in der ersten Tischreihe an."
Diese Aufgabe war etwas für mich. Hier konnten der noch nicht so richtig zum Zuge gekommene Wortschatz aktiviert und die sich immer wieder einstellenden Wortfindungsstörungen gezielt angegangen werden. Wir hatten für eine Serie von Wörtern in einer Reihe den dazu passenden Oberbegriff zu finden.
Das war relativ einfach; ich hatte keinen Ausfall – es ging alles sehr glatt. Auch bei den anderen Mitpatienten ging es gut.
Inzwischen hatte ich innerhalb der Gruppe eine Serie von Gemeinsamkeiten festgestellt. Die Therapeutin hatte mit Sicherheit die Patienten der Gruppe gezielt zusammengestellt. Der ursprüngliche Intelligenzgrad war annähernd gleich, sehr große Unterschiede in den Ergebnissen gab es nicht, die Altersstruktur war kaum unterschiedlich und wahrscheinlich war auch das Aufnahmevermögen des geschädigten Gehirns in etwa gleich. Dies musste auch aus psychologischen Gründen und wegen des praktischen CL-Trainings so sein. Bei krassen Differenzen in der Leistungsfähigkeit müsste die Gruppe wieder auseinandergerissen werden. Das gäbe Unruhe und die gezielte Arbeit würde darunter leiden.

Frau Triebach sprach uns alle an, indem sie meinte, wir hätten unsere Sache heute gut gemacht. Morgen werde es etwas schwerer.
Beim Hinausgehen aus dem Therapieraum sagte sie zu mir: „Bleiben Sie noch einen Moment da, Herr Hausmann, Frau Siegmann in der Krankengymnastik bekommt von mir Bescheid."
Während die Frau telefonierte, überlegte ich: ‚Was will die Therapeutin von mir?' Ich war sehr gespannt; die Serie der Überraschungen am ersten Tag schien nicht abzureißen – unangenehme, angenehme, belanglose!"
Bisher konnte ich zwar mit den ersten CL-Stunden ganz zufrieden sein – aber vielleicht kam noch etwas nach?!
Natürlich wusste ich, dass ich nicht auf der Schulbank saß, dass ich die entsprechenden Übungen nicht einfach hinnehmen oder über mich ergehen lassen musste – hier wurden die Weichen gestellt für mein künftiges Leben, und dabei war ich gefordert in einem Maße, wie ich es bisher noch nie erlebt hatte.
Es war mir klar: Nur mit entsprechendem Einsatz, mit Konzentration und Stehvermögen konnte ich einen erheblichen Teil der verlorengegangenen Fähigkeiten zurückerobern.
Nachdem wir allein waren, sagte Frau Triebach zu mir: „Herr Hausmann, Sie haben Ihre Sache fürs erste ganz gut gemacht. Aus meiner Sicht glaube ich schon, dass Sie es schaffen werden. Voraussetzung ist natürlich, dass Sie durchhalten."
Es war mir ein Bedürfnis, der Therapeutin meine Angst und die immer wiederkehrenden depressiven Stimmungen mitzuteilen. Einfache Informationen für eine logische Schlussfolgerung fehlten. Diese kämen zwar ab und zu mal wieder zum Vorschein, aber im Prinzip wären sie einfach nicht verfügbar, und man könne dann nicht logisch denken. Namen, Bezeichnungen könnte ich nicht behalten; es sei wie verhext.
„Ich weiß das, Herr Hausmann. Was glauben Sie, was ich mir, seit ich hier bin, alles anhören muss? Dringend notwendig ist, dass Sie diesen zweifellos vielversprechenden Anfangserfolg nicht zum Anlass nehmen, jetzt in eine unbegründete Euphorie zu verfallen. Das Erwachen wäre hinterher ziemlich schmerzlich. Es werden auch schwere Tage kommen, an denen vielleicht gar nichts klappt. Sie brauchen keine Angst zu haben, es wird nichts überstürzt – Stück für Stück gehen wir vorwärts. Sie sollten nicht deprimiert sein, wenn Sie mal einen rabenschwarzen Tag erwischen."

„Frau Triebach, Sie sagen, dass Sie Stück für Stück vorwärtsgehen. Das verstehe ich nicht. Entweder man weiß etwas, man kann etwas oder eben nicht. Bitte erklären Sie mir, wie das CL-Training funktioniert."
Die Therapeutin war überrascht, dass ich das nicht längst gemerkt hatte. Vielleicht würde es mir helfen, die verflossenen Stunden noch einmal in Ruhe nachzuvollziehen.
„Erinnnern Sie sich bitte, wie wir begannen."
Ich überlegte kurz, sagte dann: „Wir stellten uns gegenseitig vor, nannten Vor- und Nachnamen und ergänzten diese persönlichen Daten Stück für Stück. Wir hatten die Patienten danach zu unterscheiden, d. h. wir sollten von jedem der Anwesenden alles wissen und auch noch wiederholen können. Das war verdammt schwer."
Die Therapeutin bestätigte meine Meinung, indem sie ergänzte, dass mit jedem Hinzufügen von weiteren Fakten der Schwierigkeitsgrad bewusst von ihr erhöht wurde.
Ich begann zu begreifen. Frau Triebach steigerte den Umfang der Information und zwang uns und andere Patienten damit zu noch größerer Konzentration. Meine Erkenntnis teilte ich ihr mit.
„Ich zwinge Sie gar nicht", protestierte sie.
Sicher, das wäre kein Zwang im üblichen Sinne, milderte ich ab, aber hinter der Motivierung, hinter der Aufforderung, die vielfältigen Informationen präzise zu unterscheiden nach Menschen und Gesichtern – man könne es auch so verstehen, dass die Dinge wieder in die Schublade zurückzulegen seien, aus der sie ursprünglich stammten –, hinter dieser Motivierung zur Steigerung der Konzentration stecke doch Methode oder auch ein System, fragte ich sie nachdenklich.
„Der Vergleich mit der Schublade ist prima", die Therapeutin lachte. Dann fragte sie mich, ob mir sonst nichts aufgefallen sei. Sicher war ich nicht, als ich die Auffassung vertrat, dass sie vielleicht unsere Leistungsgrenze ergründen wolle. Diese Überlegung sei genau richtig, betonte sie. Allerdings wäre das nicht allein ihre Sache, sondern der Patient müsse das ebenfalls wissen.
Frau Triebach erklärte mir dann den gesamten Zusammenhang. Durch einen plötzlichen Ausfall von Gehirnzellen – zum Beispiel durch meinen Unfall – aber auch durch ganz alltägliche biologische Vorgänge wie Arteriosklerose, einen Schlaganfall oder einen vorübergehenden Herzstill-

stand, eine längere Bewusstlosigkeit und eine Vielzahl anderer Ursachen, bei denen die lebenswichtigen Zellen in den Köpfen der Zeitgenossen nicht mehr mit dem nötigen Sauerstoff über den Blutkreislauf versorgt werden, wird der Zellbestand entscheidend geschmälert. Das gelte nicht nur für die Quantität, auch die Qualität sei entscheidend betroffen. Dadurch würde der Zustand entstehen, den ich aus eigener Erfahrung kenne. Nicht nur erhebliche Gedächtnislücken, einhergehend mit allen Folgen, die da wären: mangelhafte Informationen, die keine Schlussfolgerungen mehr zuließen; Verlust des Selbstwertgefühls und des Selbstvertrauens oder aber gar schwere und tiefgreifende Veränderungen der Persönlichkeitsstruktur und schwere Schäden in der Motorik gewisser Körperteile – je nach Schädigung entsprechender Hirnregionen.
„Das, Herr Hausmann, ist bei weitem noch nicht alles! Wie ich bereits zuletzt andeutete kommt es auch zu körperlichen Störungen; schließlich ist im Kopf die gesamte Steuerungsmechanik für den menschlichen Organismus beheimatet."
Für diese letztgenannten Störungen wäre die CL-Abteilung nicht mehr zuständig. Dafür habe die Neurologische Klinik Ronnerskirchen eine krankengymnastische und eine ergotherapeutische Abteilung, die zum einen für eigentliche Lähmungen und Gleichgewichtsstörungen, zum anderen für die Feinmotorik zuständig sei. Die CL-Abteilung begänne beim Status null, den ich und die anderen Patienten überwinden müssten. Der Soll-Zustand müsste jedoch bekannt sein. Dann ginge es Schlag auf Schlag, immer an den individuellen Möglichkeiten und Fähigkeiten des Patienten orientiert. Die Leistungsgrenze werde von Tag zu Tag erhöht – der Patient müsse diese immer aufs Neue überwinden –, bis die mögliche Soll-Grenze erreicht wäre.
„Wir – das heißt ich – wir haben also noch allerhand von Ihnen zu erwarten." Ähnliches hatte ich vermutet – Frau Triebach machte aus der Notwendigkeit eines ständigen, jeweils die Ermüdungsgrenze erreichenden Hirntrainings keinen Hehl: Es habe keinen Zweck, mir etwas vorzumachen! Man könne das auch anders erklären, das höre sich vielleicht nicht so schlimm an: Der Arbeiter, der laufend sehr schwere, körperliche Arbeiten zu verrichten hat oder der Sportler, der Höchstleistungen erreichen wolle und deshalb ein ständiges Intervalltraining durchziehe – beide erlebten bestimmte Veränderungen des

Organismus: Muskeln dehnen sich aus, reagierten somit auf Leistungsanforderungen, der Knochenbau wird stabiler und auch andere Teile des Körpers reagieren. Die gesamte Konstitution wird aktiviert.
Ähnlich wäre es auch mit dem geschädigten Gehirn; allerdings wäre bei diesem Organ, das als Schaltzentrale für den gesamten Menschen von Bedeutung sei, wesentlich subtiler vorzugehen.
Der Trainingsprozess werde von frühester Jugend an durchlaufen. Man lerne sprechen, gehen, man komme in die Schule, erlerne einen Beruf und so weiter. Irgendwann passiere dann so etwas wie bei mir oder anderen Leidensgenossen. Die Natur könne nur in einer bestimmten Größenordnung ausgleichen, was verlorengegangen sei. Das Zellvolumen in seiner Quantität werde zwar in der Regel wieder hergestellt; die „Reservearmee", die jeder Mensch habe, schließe formal die Lücke, die durch außergewöhnliche Vorgänge entstanden sei. Jedoch fehlten diesen Zellen die Funktionsinhalte; das Gehirn mit all seinen Zellen sei mit einem Netz von chemischen und elektrischen Verbindungen versehen; die „brachliegenden Bausteine" würden jedoch nicht in gleicher Weise versorgt wie die aktiven. Die Natur reagiere auf breiter Basis ökonomisch: Wo keine Leistung zu erwarten sei, würde auch nur ein Minimum an Energie investiert. Die „Bausteine" bekämen nur gewisse Informationen am Rande mit, nicht jedoch in der Qualität, wie das bei vollem Einsatz nötig wäre.
Die Therapeutin schmunzelte plötzlich schelmisch; den Schalk hinter ihren Brillengläsern verspürte ich förmlich.
„Herr Hausmann, stellen Sie sich einen Wanderer vor, der seiner Begleitperson, die in einem undurchdringlichen Wald schon vorausgegangen ist, um den Weg zu erkunden, eine Information zurufen will, oder der gleiche Vorgang ereignet sich umgekehrt. Empfänger und Absender der Nachricht werden die Worte oder Sätze keinesfalls in der gleichen Qualität mitbekommen, als würde ein Gespräch in unmittelbarer Nähe stattfinden! Aber zurück zu Ihnen: Sie werden in Kürze erleben, wie der Leistungsanspruch an Ihr Gehirn forciert wird."
Es wäre jetzt genug geredet. Sie wolle mit mir – zu guter Letzt – noch eine einzige, allerdings nicht einfache Übung machen. Dies wäre nur möglich, weil ich jetzt allein wäre. Das Erfolgserlebnis des heutigen

Tages wäre sicher sehr wichtig für mich; sie wolle es mir nicht kaputt machen – schließlich verlange die Psyche auch ihre Nahrung!
Die Therapeutin legte mir eine Liste von Wörtern vor. Diese waren in 12 Reihen eingeteilt. In jeder dieser Reihen mit vier Wörtern befand sich ein Wort als Außenseiter. Es war tatsächlich nicht leicht, weil die Begriffe bei oberflächlicher Lesart und auch in meinem Wortschatz austauschbar waren. Häufig hatte ich sie schon alternativ verwendet, um nicht in Wiederholungen zu verfallen. Wie falsch das war, merkte ich dann beim genauen Lesen und Analysieren.
„Lassen Sie sich ruhig Zeit. Frau Siegmann weiß schon Bescheid; sie wird sich noch etwas gedulden müssen."
Ganz bedächtig ging ich noch einmal die Begriffe durch und kreuzte dann das nicht in die entsprechende Reihe gehörende Wort an. Es ging dann ziemlich rasch; ich war eigentlich sicher. Lediglich bei einem der Wörter konnte ich daneben liegen.
Das Ergebnis war schlechter als ich dachte: Von den zwölf auszusondernden Wörtern waren vier falsch angekreuzt.
„Herr Hausmann, das ist ein außerordentlich gutes Ergebnis", sagte die Therapeutin zu meiner Überraschung, „50 Prozent richtig ist immer noch gut! Nun, ich habe das eigentlich nicht anders erwartet – sicher war ich mir allerdings nicht. Sie können mit Ihrer CL-Leistung am ersten Tag hochzufrieden sein. Das nächste Mal, morgen vielleicht schon, werde ich die Zügel etwas anziehen müssen", dabei lächelte sie gutmütig-freundlich.
„Viel Erfolg in der Gymnastik!" rief sie mir beim Hinausgehen noch nach.
Ich nickte dankbar und ging dann hinaus.

In der Krankengymnastik und der Ergotherapie

Der Gymnastikraum, der einer mittleren Schulturnhalle glich, war auf dem gleichen Gang; es waren also keine Treppen zu gehen – die Entfernung war minimal. Bei der Konzeption der verschiedenen Therapieräume hatte man schon die eventuellen Gehschwierigkeiten der künftigen Patienten berücksichtigt.
Mit Hilfe meiner Krücken humpelte ich die kurze Strecke. Die gesamte Gymnastikgruppe – einige Patienten aus der CL-Gruppe waren ebenfalls dabei – sah ich bei verschiedenen Übungen, als mich Frau Siegmann einführte.
Sie schaute mich dabei etwas merkwürdig an, offensichtlich gefiel ihr etwas an mir nicht.
„Die Krücken, Herr Hausmann, können wir hier drinnen nicht gebrauchen. Hoffentlich kriegen wir die bald weg, die Dinger gefallen mir gar nicht."
Dann wies sie mich in eine der beiden Gruppen ein, die einander gegenüber gymnastische Übungen machten.
Es ging dann auch für mich gleich zur Sache: linksseitiges Stemmen von etwas leichteren Gewichten – auf dem Rücken liegend. Dann musste ich ein relativ schweres Gewicht durch Strecken der Beine von mir wegschieben und es mit der Ferse wieder herbeiziehen, einige Liegestützen versuchen – was natürlich nicht gelang, weil die Armmuskulatur stark atrophiert war.
Dann schloss sich eine Serie von krankengymnastischen Übungen – ebenfalls in Rückenlage – an. Schließlich musste ein Medizinball im Sitzen vom Nachbarn mit ausgestreckten Armen übernommen und über Kopf weitergereicht werden. Die nicht gehbehinderten Patienten bildeten dann

zwei Gruppen und absolvierten mit dem schweren Ball eine Art Staffette, während die anderen – auch ich – zusehen mussten.

Im Anschluss daran wurde ich in der sogenannten physikalischen Abteilung, die in unmittelbarer Nähe der Krankengymnastik war, von einer Bademeisterin massiert. So sehr wohl fühlte ich mich danach nicht. Die Gymnastikstunde bei Frau Siegmann hatte ich mir leichter vorgestellt. Auch in dieser Therapie wurde Leistung verlangt – die Übungen waren jedoch von jedem der Patienten ohne weiteres zu erbringen. Es wurde nichts Unmögliches von den Gruppenmitgliedern gefordert.

Dennoch fühlte ich mich nach den ersten Gymnastikstunden wie gerädert. Wahrscheinlich spielte dabei die durch die lange Bettlägerigkeit entstandene schwächliche Gesamtkonstitution eine Rolle. Etwas müde geworden, humpelte ich dann zur weiter entfernten Ergo-Abteilung, die nicht nur eine Art Beschäftigungstherapie war. Hier sollte meine defekte Feinmotorik wieder hergestellt werden. In der Ergo wurde ergänzend zur Krankengymnastik therapiert. Die mir übertragenen Aufgaben und Übungen überraschten mich. Zunächst hatte ich einfache Formen zu erkennen und passend ineinanderzustecken. Ein Bild mit vorgefertigten Teilen zu gestalten, eine Art Puzzle, war die nächste Aufgabe.

Danach legte ich auf Anraten der Therapeutin eine kleine Pause ein. Bei einem Mitpatienten sah ich dann, mit welchen diffizilen Methoden man versuchte, Fortschritte in der Feinmotorik zu erzielen. Der Mann hatte mit seinen Händen und Fingern offensichtlich große Schwierigkeiten. Später eruhr ich, dass er einen Schlaganfall erlitten hatte, der zu rechtsseitigen Lähmungserscheinungen führte.

Die Therapeutin hieß ihn zunächst, auf größere Schrauben aus Holz Muttern aufzuschrauben. Das ging vorerst reibungslos, da es sich um mächtige Schrauben handelte. Dann wurden die Schrauben jedoch immer kleiner, und bald musste der Patient aufgeben. Nun wurde ich mit dieser angefangenen Schraubarbeit konfrontiert, womit ich zunächst keine Schwierigkeiten hatte. Die Muttern und Schrauben wurden jedoch noch kleiner, und bald konnte ich sie nicht mehr festhalten.

In einer weiteren Übung war das räumliche Sehen gefordert: Ich musste versuchen – möglichst ohne zweiten Anlauf – Kegel verschiedener Größe in genau passende Hohlräume einzuführen. Als letzte Übung hatte ich in Farbe und Größe unterschiedliche, runde Kunststoffplättchen vom Tisch

aufzunehmen – dort lagen sie in einem großen, ungeordneten Haufen; an anderer Stelle sollte ich sie in Reih und Glied, nach Farbe und Größe fein säuberlich sortiert wieder hinlegen.
„Herr Hausmann, die Beweglichkeit Ihrer Hände und Finger ist gar nicht so schlecht! Morgen werden wir die letzte Übung mal mit der Stoppuhr durchziehen; am darauffolgenden Tag noch einmal. Dann haben wir konkrete Vergleichswerte", die Therapeutin Hertlein lächelte etwas hintergründig-gutmütig. Wenn es mir Spaß machen sollte, handwerklich zu arbeiten – so fuhr sie fort –, wenn ich glauben würde, meine Feinmotorik mit Basteln zu verbessern, einer Bastelarbeit beispielsweise, mit der ich meinen Angehörigen eine Freude machen würde, das wäre kein Problem!
„Was wir hier nicht haben – und wir haben eine ganze Menge an Materialien –, das können wir Ihnen zum Selbstkostenpreis besorgen!"
Mich interessierte die elektrische Schreibmaschine. Die Therapeutin schaute mich verwundert an und meinte, für einen Werkzeugmacher sei dies aber ein ungewöhnliches Instrument oder Werkzeug. Aber – ich könne die Schreibmaschine noch nicht benutzen, das würde noch eine Weile dauern – soweit wäre ich noch nicht. Auch der Einwand, dass ich vor meinem Unfall einen Kurs gemacht habe, stimmte die Therapeutin nicht um. „Warten Sie noch etwas!" sagte sie nachdrücklich.
Dann entdeckte ich von anderen Patienten angefangene Körbchen, Tabletts aus Peddigrohr; die verschiedenen Gestaltungsformen faszinierten mich, und ich beschloss, für Ursula ein solches Frühstückstablett zu fertigen.
Die Therapeutin willigte sofort ein.
„Das ist sehr gut, Herr Hausmann, damit werden die Hände und Finger gekräftigt und außerdem – das sollte man durchaus realistisch sehen – wird etwas geschaffen, was vielleicht bleibenden Erinnerungswert hat. Zwar ist der Aufenthalt hier bei uns in Ronnerskirchen eine Notwendigkeit und für den Patienten – je nach Psyche – nicht unbedingt ein Honiglecken! Für den, der es geschafft hat, werden die negativen Dinge verschwinden, das Positive bleibt jedoch. Und Sie, Herr Hausmann, Sie schaffen es!" Das waren tröstliche Worte, die mir gut taten, die mich aufbauten und an die ich mich immer wieder erinnerte.

Das cerebrale Leistungstraining wird gesteigert

Einige Tage später. Das Frühstück schmeckte mir an diesem Morgen doppelt gut – ich hatte in dieser Nacht sehr gut geschlafen. Zwar vermutete ich eine unangenehme Überraschung im CL-Training; die Vorahnung verdarb mir jedoch nicht meinen guten Appetit.

Frau Triebach hatte die CL-Therapie von Tat zu Tag unmerklich gesteigert. Bisher hatte ich keine außergewöhnlichen Ausfälle. Sicher, es gab den einen oder anderen Fehler in jeder CL-Stunde. Es hielt sich jedoch alles noch im Rahmen. Die Gruppe wurde allerdings um zwei Personen verringert, die den Leistungsanforderungen nicht gewachsen waren. Sie kamen in einer anderen Gruppe unter.

An diesem Morgen begrüßte uns die Therapeutin auf eigenartige Weise. Sie meinte, hoffentlich hätten wir gut gefrühstückt. Zwar hätten wir keinen Wagen abzuladen oder eine andere schwere Arbeit zu verrichten – unser Gehirn würde jedoch heute einer außergewöhnlichen Leistungsprobe unterworfen.

Dann kündigte sie an: einfache Additionsaufgaben unter Zeitdruck. Sie teilte vorgedruckte Blätter mit Zahlenkolonnen aus und erklärte uns, dass wir auf ihr Kommando hin mit dem Addieren beginnen sollten. Demonstrativ stellte sie sich im Vordergrund des Raumes hin – mit einer Stoppuhr in der Hand. Auf ein Kommando hatten wir dann in der Zahlenkolonne einen Strich zu machen und das bis dahin errechnete Ergebnis einzutragen.

In der Gruppe, wie sollte es anders sein, nahm ich vom Ergebnis her nur einen Mittelplatz ein. Zwar hatte ich die Additionen richtig gerechnet – daran hatte es auch in der Vergangenheit nie gemangelt –, jedoch war ich nicht so weit gekommen wie die meisten in der Gruppe; ich benötigte einfach zuviel Zeit.

Die Therapeutin versuchte das Ergebnis abzumildern: „Dies sollte niemanden beunruhigen! Die Stärken oder Schwächen der Patienten sind immer individuell. Nach einer Neuorientierung des Gehirns kann es unter Umständen auch zu völlig neuen Leistungen kommen – das hat es alles schon gegeben –, vorausgesetzt allerdings, die Gen-Komponente lässt dies zu."

Frau Triebach forcierte das Tempo. Diesmal war ich im letzten Drittel gelandet.

„Herr Hausmann, das muss Sie nicht entmutigen. Machen Sie ruhig weiter – bisher waren Ihre Leistungen durchaus zufriedenstellend", beruhigte mich die Therapeutin.

Nachdem sie uns über eine Stunde rechnen ließ, überraschte sie uns mit einer völlig neuen Übung, die für mich allerdings nicht sonderlich schwer war: Konzentriertes Lesen. Vier Begriffe des täglichen Lebens waren einander zuzuordnen, vier Begriffe, wovon einer falsch war: z.B. Hammer, Nagel, Schraube, Beißzange; Affe, Fell, fliegen, klettern; oben, Dach, Keller, Ziegeln; Heft, Schwamm, Kreide, Tafel; Erde, Blume, Gemüse, Sand.

Bei dieser für mich unproblematischen Aufgabe lag ich ganz vorne. Auf diese Weise konnte ich mein Defizit beim Rechnen ausgleichen.

Inzwischen hatte ich in gewisser Weise Sicherheit erlangt. Das CL-Training beunruhigte mich nicht mehr so sehr wie am Anfang.

Ein überraschender Erfolg

Die ersten acht Tage in Ronnerskirchen hatte ich bereits hinter mir. Inzwischen hatte ich mich mit dem Städtchen angefreundet, hatte die mittelalterliche Burg besucht, Eindrücke gesammelt und mich an die neue Umgebung gewöhnt.
Morgen wollten Ursula und Reinhard Völler kommen. Die beiden Mädchen sollten zunächst noch einmal zu Hause bleiben – das war telefonisch so abgesprochen worden. Auf den Besuch freute ich mich sehr.
So stand ich an diesem Morgen im zweiten Stock am Treppenabsatz, begann meine „Gerätschaften" zu sortieren – die Krücken waren beim Treppenlaufen immer etwas hinderlich –, als ich von unten, aus dem Flur im Erdgeschoss, eine weibliche Stimme vernahm, die mich direkt anrief: „Herr Hausmann, bleiben Sie bitte oben, ich helfe Ihnen nach unten."
Im ersten Moment wollte ich entgegnen, ich käme allein zurecht; unterdrückte dann jedoch den Impuls und wartete ab.
Überraschend erschien die Gymnastin Siegmann. Ich hatte sie über die Distanz der beiden Stockwerke nicht erkannt, da ich etwas kurzsichtig bin.
Die Gymnastin nahm mir mit einer selbstverständlichen Geste die beiden Krückstöcke aus der Hand und sagte lächelnd: „Diese Hilfsmittel lassen wir mal hier oben stehen, die brauchen wir nicht. Sie halten sich am Geländer mit der rechten Hand fest und links stütze ich Sie. Sie werden sehen, wir schaffen das auch ohne diese . . .", sie suchte nach einem passenden Wort, um ihre Abscheu vor diesen Krücken auszudrücken, „. . . ohne diese Stöcke."
Auf diese Weise versuchten wir ins Erdgeschoss zu kommen. Unterwegs erzählte sie, immer noch lächelnd, irgendeine Banalität aus dem Haus, um

mich abzulenken. Ich hatte wiederholt das Gefühl, dass sie mich völlig losgelassen hatte. Meine rechte Hand ruhte zwar etwas ängstlich, jedoch sicher auf dem Handlauf des Geländers.

Wir kamen reibungslos nach unten. Dort standen für Besucher und Patienten der Klinik ein Tisch und Stühle. Sie forderte mich auf, Platz zu nehmen und setzte sich mir gegenüber.

„Herr Hausmann", sagte sie jetzt ziemlich ernst, „Sie hatten Angst, deshalb haben Sie diese . . . Krücken . . . immer noch benutzt, obwohl Sie die Dinger eigentlich überhaupt nicht mehr brauchen." Dann erklärte sie mir, warum sie diese Gehhilfen verabscheue. Sie wären ein unübersehbares Zeichen einer schweren Gehstörung, einer Behinderung, die ich doch überwinden wolle.

Nach Rücksprache mit Chefarzt Dr. Bugner und der anschließenden Prüfung der von der Universitätsklinik mitgelieferten Röntgenbilder wären die Krücken überflüssig. Die Kallusbildung des Trümmerbruchs sei einwandfrei, und ein solches Hilfsmittel, um mit der Angst fertigzuwerden, hätte ich ebenfalls nicht nötig. Es wäre nur eine kurze Zeit der Überwindung, dann würde ich selbst feststellen, dass es nicht nur ohne diese verflixten Dinger ginge – ich wäre auch sehr viel beweglicher.

„In ein, zwei Tagen springen Sie herum wie ein junger Hirsch! Die Dinger will ich nicht mehr bei Ihnen sehen. Ihre Muskulatur, Ihre gesamte Konstitution kriegen wir schon wieder hin." In aller Entschiedenheit forderte sie mich noch einmal auf, mich ohne Hilfe der Krücken fortzubewegen.

„Sie werden sehen, Ihr Selbstbewusstsein, Ihre wiedergewonnene Lebensfreude wird Sie beflügeln. In allen Therapien werden Sie Fortschritte erzielen." Mit einem freundlichen Händedruck verabschiedete sie sich.

Nun versuchte ich, die Treppen bis hinauf in den zweiten Stock zu gehen, um die Stöcke in meinem Zimmer zu verstauen. Etwas ängstlich war ich zu Beginn wohl; mit jeder Stufe, die ich nach oben ging, wuchs die Sicherheit, und das großartige Erfolgserlebnis, das ich ausschließlich der Gymnastin zu verdanken hatte, beflügelte meinen Schritt. Es ging einwandfrei. Nachdem ich die Stöcke untergebracht hatte, ging ich erneut die Treppe hinunter; offensichtlich war jedoch das Hinabsteigen etwas schwieriger. Aber ich kam ohne Komplikationen bis ins Erdgeschoss und von dort auch ohne weitere Mühe auf die andere Straßenseite, wo der Saal war, in dem das Frühstück bereitstand.

Das CL-Training nach dem Frühstück verlief an diesem Morgen reibungslos; es gab nicht die geringsten Schwierigkeiten.
Als ich in den Gymnastiksaal kam, sah mich eine der drei Kolleginnen der Krankengymnastin Siegmann verwundert an. Sie wollte wissen, wo ich meine Krücken gelassen habe.
Mit der Hand wies ich auf Frau Siegmann; es sei allein ihr Verdienst, dass ich künftig ohne Gehhilfen auskäme. Dann erzählte ich der überraschten Krankengymnastin, dass ich auf diese Weise zu einem außergewöhnlichen „Geschenk" gekommen sei.
In der Ergo-Abteilung hatte ich inzwischen ein Körbchen geflochten, das Tablett begonnen, indem ich den 8 mm dicken Sperrholzboden mit einer Serie von Ferien- und Freizeitbildern beklebt hatte. Es entsprach meinem Inneren, eine „Heile-Welt"-Stimmung zu erzeugen, die ich selbst nicht hatte. Den so gestalteten Tablettboden versah ich dann mit einer kräftigen Folie, die wiederum auf die Bilder geklebt wurde. Alles geschah unter stetiger fachkundiger Anleitung der Therapeutin Hertlein, der offensichtlich mein Engagement Spaß machte.
In meiner Freizeit hatte ich inzwischen auch erstmals die elektrische Schreibmaschine benutzen dürfen. Natürlich waren die Schreibleistungen zunächst noch erbärmlich – fehlerhaft und entsetzlich langsam. Aber ich hoffte, dass es mit häufigem Benutzen der Maschine besser werden würde.

Zwei Schicksale

Beim Verlassen der Ergo-Abteilung begegnete ich Rudi Köhler, der mir vor einiger Zeit so unangenehm aufgefallen war. Der 30jährige Mann aus einem Rheingau-Weinort – das hatte ich inzwischen herausgefunden – schaute mich voller Verwunderung an und fragte, wo ich die Krücken gelassen habe Ich erklärte es ihm. Dann bot er sich an, mich ein Stück zu begleiten. Dagegen war nichts einzuwenden, zumal es mich interessierte, was mit den einzelnen Patienten los war, welche Behinderungen sie hatten und auf welche Weise diese Schäden entstanden waren.
„Gehen wir doch in den Kurpark", schlug ich vor, wartete seine Antwort nicht ab und setzte mich in Bewegung, um den in unmittelbarer Nähe der Neurologischen Klinik gelegenen Eingang der Parkanlage zu erreichen.
„Du bist schon das zweite Mal hier, hab' ich mir sagen lassen", begann ich neugierig, „warum, was ist eigentlich mit dir los? Du sprichst normal, du hinkst nicht, auch die Bewegungen deiner Arme und Hände zeigen nichts Außergewöhnliches. Warum bist du hier?"
„Das ist eine lange Geschichte. Wenn ich dir das alles erzählen soll, dann gibt das ein Riesenspaziergang. Am besten, wir setzen uns gleich auf die erste Bank; ich kann mir vorstellen, dass das Laufen noch ziemlich anstrengend für dich ist", antwortete er überraschend einfühlsam.
„Weißt du, ich stamme aus dem Rheingau, habe Kaufmann gelernt und war verlobt. Dieses Weib", brach es aus ihm heraus, „dieses Weib ist an allem schuld", bei diesen Worten holte er aus seiner Brieftasche das Foto einer außergewöhnlich gutaussehenden jungen Frau heraus. „Meine Ex-Verlobte!" betonte er sarkastisch.
Rudi Köhler berichtete dann, etwas ruhiger werdend, dass er ein Hobby hatte, das seine ehemalige Freundin und Verlobte auch begeisterte: Er

habe Motocross-Rennen gefahren. Er schilderte, dass er ein guter Fahrer gewesen sei. Die Rennen seien meistens regional-provinzielle Angelegenheiten gewesen. Nach jeder Veranstaltung habe es Siegesfeiern gegeben, und bei einer dieser Feiern habe er seine Freundin und spätere Verlobte kennengelernt.

„Eigentlich hat sie den Kontakt mit mir gesucht. Ellen hat mit einem der Dorf-Rennfahrer Krach bekommen, Schluss gemacht und sich mir an den Hals geworfen", sagte er beiläufig und in gewisser Weise auch abfällig.

Um ein komplettes Bild von dem neben mir sitzenden Köhler zu bekommen, fragte ich ihn, wie lange das her sei und wie viele Jahre die Freundschaft inklusive Verlobungszeit gedauert habe.

„Ich war 26 Jahre alt, Ellen 19 Jahre. Natürlich war sie nicht meine erste Freundin und ich war auch nicht ihr erster Mann. Als ich 29 Jahre war, da ist alles passiert."

Köhler und seine Freundin Ellen, seine spätere Verlobte, hatten ein intimes Verhältnis. Irgendwann wäre ein Rennen gewesen, am Biebergrund, das wäre in der Nähe seiner Heimatgemeinde. Der beste Freund von ihm hatte den Sieg nach Hause gefahren – Köhler war Zweiter. Seine Freundin habe dann mit Richard, seinem Freund, eine Ehrenrunde gefah-ren. Danach habe er sich ums Motorrad gekümmert und es auf Vorder-mann gebracht. Irgendwann vermisste er seine Verlobte und den Freund.

Als er einen der Sportkameraden fragte, wo die beiden geblieben seien, habe der gefeixt und gemeint, er solle doch mal in Richards Alfa gucken. Durch das unverhüllte Grinsen sei er vorgewarnt geewesen. Irgendwas sei da passiert, von dem er besser keine Ahnung gehabt hätte, so sei es ihm wenigstens vorgekommen.

Den Wagen habe er nicht gleich gefunden; er stand an einer geschützten Stelle – ein größeres Stück von der Rennstrecke weg.

Als ich den Alfa Romeo entdeckte, sah ich auch die beiden – in einer eindeutiger Situation. Und es war mit Sicherheit nicht das erste Mal, dass die beiden zusammen waren; ich habe allerdings niemals etwas gemerkt oder auch nur geahnt. Mein bester Freund und meine Verlobte!"

Im Gesicht Rudi Köhlers zuckte es, er hatte sich aber in der Gewalt. Gleichzeitig schaute er auf seine Armbanduhr. „Du, wir müssen! Nach dem Essen erzähl' ich dir den Rest."

Wir gingen dann schweigend das kurze Stück bis zum Speisesaal, jeder an seinen zugewisenen Platz. Ich saß am Tisch des Mitpatienten, der mit Rudi Köhler am Tag meiner Ankunft die Auseinandersetzung über das Engagement der Therapeutin Triebach hatte. Adolf Gebauer, wie der Kontrahent von damals und mein Tischgenosse hieß, hatte beobachtet – anders war die folgende Äußerung nicht zu erklären – wie ich zusammen mit Köhler den Speisesaal betrat. Er schloss daraus, dass wir miteinander gesprochen hatten.

„Und – hat er dir seine Leidensgeschichte erzählt? Der arme Junge – er tut mir ja so leid!" Der Spott Adolf Gebauers war unerträglich. „Jeder kennt inzwischen seine Geschichte. Es konnte eigentlich nur Stunden dauern, bis du dran warst! Alles erstunken und erlogen – kein Wort ist wahr!"

Nachdrücklich forderte ich ihn auf, seine Kommentare für sich zu behalten. Ich wolle in Ruhe essen; seine gehässigen Tiraden würden mich nicht interessieren.

„Wie du meinst!" Gebauer verzog das Gesicht und schlürfte geräuschvoll seine Suppe.

Inzwischen fing mein Gedankenkarussell an zu kreisen. Es war das erste Mal seit meinem Unfall, dass ich mit den Problemen anderer in allen Einzelheiten konfrontiert wurde. Mein eigenes Schicksal, entsprechende Konsequenzen, psychische Nöte hatten für Gedanken der Anteilnahme am Geschick anderer vorerst keinen Raum gelassen. Sicher – ich hatte in den vergangenen Tagen Entscheidendes erfahren: Meine Verletzungen, mein Zustand, künftige Folgen, die ich allerdings zu diesem Zeitpunkt und auch später noch nicht abschätzen konnte – mit diesen physischen und psychischen Belastungen war ich in Ronnerskirchen nur einer unter vielen. Im Verhältnis zu anderen war ich sogar noch relativ gut davongekommen, wenn man es objektiv betrachtet. Die eigene Situation schätzt man freilich anders ein. Vor allem machte mir die Furcht vor der Zukunft und das Alleinsein sehr zu schaffen.

Bei nüchterner Überlegung konnte ich mit meiner Situation wirklich noch zufrieden sein, wenn ich rund herum alle sah! Der Bericht, das Schicksal Köhlers beschäftigte mich besonders. Der junge Mann hatte mit Sicherheit tatsächliche Vorkommnisse wiedergegeben. Die Begebenheiten waren mit soviel emotionalem Ballast versehen, dass sie mir, dem

Unbeteiligten, unter die Haut gingen. Die unglaubliche Niederträchtigkeit, die schwerwiegende Enttäuschung musste zu einer Kurzschlusshandlung eines zwar äußerlich erwachsenen, jedoch psychisch oder gefühlsmäßig offenbar unreifen Mannes geführt haben. Was im einzelnen danach passierte, hatte vermutlich zu einer Katastrophe geführt, die letztlich zu dem „Aus" der Verlobung und zu der schwerwiegenden Beeinträchtigung Rudi Köhlers führte.

Unter Umständen könnte auch das ungehobelte Benehmen gegenüber der Therapeutin Triebach durch die persönlichen Erfahrungen beeinflusst worden sein. Das Ringen um ein vordergründiges Selbstwertgefühl, das durch die von ihm wahrscheinlich erkannten Fehlleistungen des Gehirns tangiert wurde, konnten zu Schuldzuweisungen führen, bei denen die Therapeutin nicht ausgespart wurde. Die mangelnde Selbstkritik, das gestörte Verhältnis zum anderen Geschlecht und das von ihm empfundene „Unverständnis" seiner momentanen Umwelt tat ein übriges.

Rudi Köhler war übel dran; er konnte auch an seiner derzeitigen psychischen Situation kaum etwas ändern, weil der eigene Anstoß, die Selbsterkenntnis fehlte.

Das Essen war vorüber, und ich erwartete mit Spannung das Ende der Geschichte. Köhler kam nicht allein aus dem Speisesaal. Susanne Wegener begleitete ihn, und er unterstützte sie so gut er konnte. Die Fürsorge, die mitmenschliche Geste überraschten mich. Das von mir zurechtgebastelte Persönlichkeitsbild Köhlers kam ziemlich ins Wanken, weil ich ihm zunächst völlige Ichsucht unterstellt hatte.

Plötzlich wurde ich jedoch aufmerksam: Die Art, wie er die junge Frau ansah, wie er sie unterstützte, war nicht reine Selbstlosigkeit. Rudi Köhler spielte den großen Kavalier, den unwiderstehlichen Don Juan, der mir oder anderen Zaungästen dokumentieren wollte, was er doch für ein großartiger Mensch sei. Dass Susanne Wegener unabhängig ihrer Gebrechen außerordentlich gut aussah, unterstrich noch die Absicht. Diese in Sekunden wahrgenommenen Beobachtungen, die folgenden Gedanken mahnten mich zur Vorsicht.

„Susanne kennt die Story", begrüßte er mich und erklärte dabei gleichzeitig die Anwesenheit der jungen, schwerbehinderten Frau.

Die Bemerkung Adolf Gebauers ging mir durch den Kopf. Offensichtlich hatte Köhler tatsächlich aus seinem Herzen keine Mördergrube gemacht

und jedem, ob nun interessierter Zuhörer oder nicht, seine Lebensgeschichte, zumindest sein Schicksal erzählt. Dieses unkontrollierte Mitteilungsbedürfnis, dieses infantile Verhalten könnte unter Umständen ebenfalls durch die mir bisher unbekannte Katastrophe ausgelöst worden sein.
„Über was denkst du nach?" fragte Köhler in das Schweigen hinein.
„Nichts Wesentliches, aber erzähl' deine Geschichte bitte zu Ende, wenn du magst."
„Natürlich. Wie gesagt, auf Susanne brauchen wir dabei keine Rücksicht zu nehmen, sie kennt meine Geschichte. Sie kann zwar nicht sprechen, aber sie versteht alles."
Köhler berichtete dann, dass der Schmerz und die furchtbare Enttäuschung Schuld daran sei, dass er sich in der Garage seiner Eltern betrunken habe.
„Es war Ende Oktober und ziemlich kalt. Ich setzte mich in den Wagen meines Vaters und ließ den Motor laufen, damit die Heizung warm wurde. Dabei kippte ich eine Flasche Bier nach der anderen. Die Garagentür hatte ich wegen der Kälte schon vorher geschlossen."
Was da geschehen war, musste eigentlich jedem klar sein. An dieser Stelle der Köhler-Geschichte bekam ich erste Zweifel. Ein 29jähriger Mann müsste wissen, was geschieht, wenn er sich in einem geschlossenen Raum befindet, in dem zur gleichen Zeit ein Benzinmotor läuft. Dass Rudi Köhler das nicht wusste, zumindest zum Zeitpunkt, als er noch relativ nüchtern war, war ziemlich zweifelhaft.
Dennoch wollte ich die ganze Geschichte hören, deshalb sagte ich zu ihm: „Jetzt wird mir alles klar. Wahrscheinlich bist du irgendwann eingeschlafen – durch den Alkohol, die Wärme und den mangelnden Sauerstoff."
„Ja, so war es! Die schädlichen Auspuffgase haben dann ein übriges getan. Ich bin erst im Krankenhaus wieder zu mir gekommen."
„Und niemand hat gemerkt, dass in der geschlossenen Garage ein Motor lief? Dein Vater, deine Mutter, deine Geschwister – haben die denn geschlafen, das muss doch auffallen!"
Köhler beschrieb dann, es sei nicht ungewöhnlich, dass in der Garage gewerkelt wurde. Er habe an seiner Motocross-Maschine ständig herumgebastelt, Vergaser und Zündung eingestellt, das Ventilspiel ausprobiert. Bei diesen Gelegenheiten – allerdings bei offener Tür – lief

der Motor des Motorrads häufig auf Höchst- oder Niedrigtouren. Ein Nachbar, der mit Gartenarbeiten beschäftigt war, habe als erster bemerkt, dass aus der geschlossenen Garage Auspuffschwaden an den Schlitzen des Tores herausdrangen.
Rudi Köhler schilderte dann alles weitere: Er könne sich zwar unbeschränkt bewegen, jedoch sei sein Gedächtnis ziemlich im Eimer. Zudem mache ihm die zugefügte Bösartigkeit sehr zu schaffen.
Seine Verlobte habe zuletzt bei ihm im Obergeschoss des Elternhauses gewohnt. Es wären von ihm, wegen der beabsichtigten Heirat, Möbel und andere Einrichtungsgegenstände angeschafft worden. Die „Dame", Köhler sagte das Wort in langgedehnter, hasserfüllter und abwertender Weise, rücke die Einrichtung nicht mehr heraus. Das wäre auch ihr Kram. Und ich treibe mich hier herum, als ob ich nichts anderes zu tun hätte, und daheim ist die Hölle los!"
Die Eltern, die Geschwister wären durch die Geschichte schwerstens belastet. In einem Ort, von noch nicht einmal tausend Einwohnern, in dem jeder jeden kennt, koche der Topf mit den Gerüchten häufig über.
Susanne Wegener, die ich verstohlen ansah, machte ein stoisches, uninteressiertes Gesicht. Es war nicht nur Langeweile, die ich zu erkennen glaubte – Langeweile, weil sie die Geschichte schon zum xten Male gehört hatte. Ich hatte den Eindruck, dass sie mit ihrem Gesichtsausdruck auch Gleichgültigkeit signalisierte, Gleichgültigkeit, weil Köhlers Geschichte zu einfach klang, um wahr zu sein. Zumindest hatte er nicht unwichtige Details verschwiegen. Die Auffassung, dass hinter Rudi Köhlers Geschichte noch mehr steckte, dass er aus seiner Sicht nur das erzählen würde, was seine Person in einem makellosen Weiß erscheinen ließ, dass er ganz wesentliche Fakten verschwieg, das konnte ich indirekt aus ihrem Gesicht herauslesen.
Trotz der Tatsache, das Schicksal Köhlers, so wie er es geschildert hatte, schon ein paarmal gehört zu haben, müssten bei ihr oder einem anderen normal veranlagten Menschen Momente der Anteilnahme erkennbar sein. Die junge Frau zeigte jedoch keine mitmenschliche Regung. Einmal gar schüttelte sie den sie besonders „fürsorglich" stützenden Köhler brüsk ab, so als wollte sie sagen: „Fasse mich ja nicht noch einmal so an!"
Trotz des unsicheren Gefühls und der Skepsis, dass Köhler mir nur die halbe Wahrheit erzählt hatte, sagte ich nachdenklich zu ihm: „Hör' zu,

Rudi, das ist eine schlimme Geschichte, die du mir da erzählt hast!" Und das müsse ich erst mal verdauen.
Dann schaute ich seine Begleiterin an: „Was haben Sie dazu zu sagen?" Die Frage war überflüssig. Selbst wenn sie gewollt hätte, konnte sie nichts sagen. Sie schüttelte auch nur den Kopf, ließ dann aber erkennen, dass wir das übliche „Du" gebrauchen sollten. Sie wäre in erster Linie mitgekommen, um mit mir zu reden. Unter Reden verstand sie offensichtlich die ganze Palette des Sich-Verständlich-Machens. Gleichzeitig bedeutete sie Rudi Köhler unmissverständlich, dass er sie nicht zu stützen brauche – sie könne ganz gut allein gehen. Nach dieser zweiten Abfuhr innerhalb kürzester Zeit und ausgerechnet auch noch vor meinen Augen verließ uns Köhler; er sagte lediglich noch, man würde sich wohl im Laufe des Tages noch einmal sehen.
Nachdem Köhler außer Sichtweite war, versuchte sie zum erstenmal den Mund aufzumachen und ein Wort auszusprechen. Es war entsetzlich; die krampfhafte Mühe, der ungewohnte, kehlig-tiefe Klang, die mangelnde Koordination von Zunge, Gaumen, Kehlkopf, Stimmbändern und auch der Zähne als mittelbare Sprechwerkzeuge ließen Geräusche vernehmbar werden, die keineswegs angenehm und nur bei aufmerksamstem Zuhören zu entziffern waren.
Dennoch ermunterte ich sie weiterzureden. Sie bewegte dann auch tatsächlich die Lippen – heraus kam eine Serie gutturaler Laute, die ich zunächst überhaupt nicht verstand. Es wurde jedoch besser, nachdem sie ihre Hemmungen überwunden hatte. Vielleicht war dabei auch mein erkennbarer Wille beteiligt, mit dem ich sie akzeptierte und sie nicht wegen ihres die ganze Persönlichkeit in einschneidender Weise beeinträchtigenden Gebrechens geringschätzig betrachtete.
Für mich war diese Behinderung so erschreckend, dass es nicht den geringsten Grund für jede Form negativer Haltung gab, die man mir gewiss ansehen musste.
Sie stamme aus Duisburg, sei 26 Jahre alt und habe früher stark geraucht; mindestens 20 bis 25 Zigaretten wären es gewesen.
Bei ihrem ersten Versuch hatte ich Schlaganfall verstanden. Holpernd und stotternd, voller Komplexe wegen dieser schwerwiegenden Behinderung, sagte sie weiter, dass sie zusätzlich die Pille genommen habe. Dadurch sei es zum Schlaganfall gekommen.

Die Worte waren nun etwas besser zu verstehen oder aber, sie hatte die psychische Barriere etwas besser im Griff und sprach deutlicher. Nach wie vor waren es jedoch nur Worte, keine Sätze, mühsam vorgebracht und nur bei äußerster Konzentration, mit entsprechendem Kombinationsvermögen verständlich. Die Hilfe der Hände, der Zeichensprache war dabei ebenfalls unverzichtbar.

Bei den nächsten Informationen, die sie mir auf diese Weise zukommen ließ, liefen ihr für mich völlig überraschend auf einmal Tränen übers Gesicht. Das Taschentuch, das ich ihr reichte, nahm sie dankbar. Dann schilderte sie mit großer Disziplin und Selbstüberwindung, wie es zu dieser Katastrophe gekommen war.

Stockend und radebrechend erzählte sie von ihrem ehemaligen Freund, wobei sie allerdings erneut vorübergehend die Fassung verlor. Der Mann – sie hatte mit einem 32jährigen zusammengelebt, der vorgab, sie heiraten zu wollen – verlangte von ihr, dass sie die Pille nehme. Nach einem Jahr bekam sie den Schlaganfall.

Der vorgesehene Ehemann suchte das Weite. Mit einem weiblichen Krüppel könne er nicht zusammenleben.

Susanne Wegener, einmal angefangen, konnte sich immer besser verständigen – zumindest verstand ich sie besser. Vielleicht lag es auch daran, dass mich ihr Schicksal interessierte und ich daher bemüht war, sie besonders gut zu verstehen.

Die junge Frau war vor einem Vierteljahr hier angekommen, konnte nach etwa zehn Wochen den Rollstuhl gegen Krücken und vor einer Woche diese gegen den Stock, der ihre jetzige Gehhilfe darstelle, eintauschen. Es habe auch Fortschritte im Sprechvermögen gegeben; es werde aber sicher noch sehr lange dauern, bis sie wieder normal gehen und sprechen könnte.

Sie war voller Lob über die Neurologische Klinik Ronnerskirchen. Eine phantastische Kombination von neurologisch-medizinischer Betreuung und menschlicher Zuwendung – das wäre einfach super. Mit welcher Hingabe sich Frau Siegmann mit ihr befasst habe, mit welchem Engagement Frau Jonas in der Logopädie sich ihrer Sprachstörung angenommen hätte, sei einmalig. Sie sei guten Mutes – wenn es auch lange dauern würde. Im großen und ganzen war sie beherrscht – auch in den sie sicherlich psychisch stark tangierenden Passagen –, hatte offensichtlich mir gegenüber Zutrauen gewonnen und war lediglich, als sie stockend und gestikulierend von ihrem Freund erzählte, kurz außer Fassung geraten. Dabei erklärte sie mir, dem völlig Fremden, dass sie heute wisse, dass ihr Freund nur an ihrem Körper, nicht jedoch an ihrer Person interessiert gewesen sei.

Diese Offenheit verblüffte mich derart, dass ich sie fragte, ob sie ihre Geschichte auch anderen erzählt habe. Sie verneinte – ich sei außer ihren Angehörigen und den Neurologen hier in Ronnerskirchen der einzige, der nun Bescheid wisse, und ich sollte es auch für mich behalten. Sie habe gleich beim ersten Kontakt, am ersten Tag, das Gefühl gehabt, dass ich sie verstehe.

Offensichtlich hatte ihr dieses Aus-sich-Herausgehen gutgetan; ihr Gesichtsausdruck entkrampfte sich und sie bedankte sich mit einem Lächeln, weil ich ihr Gestammel, ihr Gestikulieren geduldig ertragen hatte.

Nun stellte ich mich vor, berichtete, was mir passiert sei, und dass ich erhebliche Schwierigkeiten – im Gedächtnis und in der Psyche – habe. „Angeblich sollen hier noch Wunder geschehen, und deine Erfahrungen hier haben mich hoffnungsfroh gemacht", sagte ich abschließend.

Wir waren nicht weit von der Klinik weggegangen; für den Rückweg brauchten wir nur kurze Zeit. Die Berichte der beiden Mitpatienten hatten lange gedauert. Die erschütternden Erlebnisse würden mich mit Sicherheit noch einige Tage beschäftigen.

Es wurde düster. Die derzeitige Jahreszeit ließ die untergehende Sonne als feurig-roten Ball durch die Bäume des Kurparks sichtbar werden. Es waren die letzten Sonnenstrahlen eines herrlichen Tages.

In meinem Zimmer angekommen, holte ich meine Schreibsachen heraus und schrieb Ursula einen langen Brief.

Es gab viel zu berichten, angefangen vom CL-Training über die Krankengymnastik zur Ergo, dann die Begegnung mit den beiden Leidensgefährten. Ich vergaß dabei nicht zu erwähnen, dass bei beiden Schicksalen zwischenmenschliche Geschichten die Ursache für schwerwiegende Behinderungen seien, und dass ich durchaus wüsste, was ich an ihr hätte. Für Susanne Wegener und Rudi Köhler habe der Egoismus des Partners oder der Partnerin katastrophale Folgen gehabt. Nichts wäre mehr vorhanden – kein zwischenmenschliches, partnerschaftliches Verständnis, nur psychische Nöte, konstitutionelle Behinderungen und schwerwiegende Frustrationen.

Meine Motivation für diesen Brief war einfach: ich war so voll von den Problemen der beiden, dass ich diesen Brief einfach schreiben musste. Ursula – so dachte ich – wird es besonders freuen, dass mir das Schicksal anderer nicht gleichgültig ist. Zu früheren Zeiten hatte sie immer wieder kritisiert, dass ich das Fell eines Dickhäuters hätte.

Beim Schreiben dieses ausführlichen Briefes bemerkte ich eine neue Flüssigkeit beim Formulieren. Ob dies schon auf das CL-Training zurückzuführen war oder auf die Intention, meiner Frau mein Inneres bloßzulegen, vermag ich heute nicht mehr zu sagen. Die Tatsache, dass es so war, ist nicht wegzudiskutieren.

Nach dem Abendessen vermied ich es, mit Susanne Wegener oder Rudi Köhler zusammenzutreffen. Ich wollte allein sein, allein mit meinen Gedanken.

Müde geworden, ging ich auch ziemlich früh zu Bett. Zufrieden schlief ich ein.

Gewitterwolken

Inzwischen waren acht Wochen vergangen. Verschiedene Besucher kamen nach Ronnerskirchen: Freunde mit ähnlichen Zielen und Vorstellungen aus der Katholischen Arbeitnehmer-Bewegung, Gewerkschafter der IG Metall, die ich schon sehr lange kannte, und auch Kollegen aus meiner Firma.
Ursula war mit einer Ausnahme bisher immer zum Wochenende gekommen und bis Sonntagabend dageblieben. Sie hatte in einem der zahlreichen Gasthäuser übernachtet und dabei verschiedene ausprobiert.
Auf das Wochenende hatte ich mich immer wieder gefreut. Auch Reinhard hatte sich die Zeit genommen und war gekommen. Er hatte inzwischen auch ein längeres Gespräch mit Chefarzt Dr. Bugner gehabt, der von Anfang an meine neurologische und psychologische Betreuung übernommen hatte.
An diesem Samstag wollte Ursula gegen 10 Uhr da sein, und ich erwartete sie, ungeduldig auf die Uhr schauend. Irgend etwas war mit mir nicht in Ordnung. Schon gestern verspürte ich häufigen unnatürlichen Harndrang. Da ich auch einen leichten Schnupfen hatte, glaubte ich an eine Erkältung, die mir vielleicht auf die Blase geschlagen war. Komischerweise hatte sich dieser unangenehme Zustand nicht gebessert. Als ich einmal versuchte, dieses pausenlose Aufs-Örtchen-Gehen hinauszuzögern, war es geschehen. Eilig zog ich mich um – meine Frau musste jeden Moment eintreffen. Dieses Missgeschick beunruhigte mich stark. Etwas Ähnliches war mir noch nie passiert! Ich fühlte: Da war etwas nicht in Ordnung!
Ursula kam dann; meine Freude war jedoch durch den Zwischenfall getrübt. Mit ihrem für sie typischen skeptischen Mienenspiel ließ sie mich erzählen. Sie meinte dann, der häufige Harndrang könne auch eine psychische Ursache haben. Ich wusste zwar, dass es das gibt, glaubte

jedoch in meinem Fall nicht daran, zumal ich zu dieser Zeit relativ ausgeglichen war und auch nur die unter den gegebenen Umständen normalen psychischen Nöte hatte. Allerdings schränkte sie dann ein, eine Erkältung wäre wahrscheinlicher.
Mich belastete diese neue, unliebsame Angelegenheit dann natürlich auch psychisch. Die scheinbare innere Ruhe war wie weggeblasen. Wie ein Kind in die Windeln . . . Mein in letzter Zeit deutlich verbessertes Selbstwertgefühl bekam einen gehörigen Knacks.
Es war an diesem Tag herrliches Frühlingswetter. Hier und da lag zwar noch Schnee. Aber dadurch wurde der Kontrast noch besser sichtbar.
Wir wollten gleich nach dem Essen losgehen; der größere Spaziergang wurde von mir vorgeschlagen. Gehschwierigkeiten hatte ich dank Frau Siegmann und ihrer Krankengymnastik schon seit drei Wochen nicht mehr. Bei der Wanderung in Feld, Wald und Wiesen, in der herrlichen Landschaft rund um Ronnerskirchen war diese neuerliche unangenehme Geschichte, so hoffte ich, sehr viel besser zu regulieren.
Unterwegs erzählte mir Ursula dann von ihren Sorgen und Kümmernissen. Es war mir schon die ganze Zeit klargewesen, dass die Hand des Familienvaters nicht nur in Haus und Garten dringend gebraucht wurde. Sie klagte jedoch nicht – das war nicht ihre Art! Ihr Bericht war im Gegenteil sachlich und emotionsfrei. Es gebe allerdings auch eine Serie von überraschenden Hilfeleistungen. Schulkameradinnen und natürlich Reinhard wären des öfteren da und würden ihr nach Kräften helfen.
Überrascht war ich lediglich über die unvermutete Hilfe von Außenstehenden. Die Einstellung Reinhards kannte ich zur Genüge; dass er nach dem Rechten sehen würde, war aus meiner Sicht ein Stück Normalität. Schließlich war für ihn Freundschaft nicht nur ein leeres Wort.
„Allerdings gibt es auch Dinge oder Tatbestände, die alles andere als angenehm sind. Nach einem der üblichen Bankbesuche war ich stinksauer – wir hatten bereits darüber gesprochen, ob es nicht sinnvoll sei, uns mit dem Gedanken zu beschäftigen, irgendwann ein Auto zu kaufen. Ich weiß, das war vor dem Unfall und ist heute nicht mehr realistisch.
Dennoch hat es mich interessiert, wie eine Finanzierung aussehe und ob die Bank uns einen Kredit einräume.
Der Angestellte schaute mich auf eine Weise an, als ob ich nicht normal sei. Dann sagte er wortwörtlich: ‚Frau Hausmann, es ist gut, dass Sie zu

uns gekommen sind, sonst hätten wir Sie gebeten, in unsere Hauptzweigstelle zu kommen. Um es klar und deutlich darzustellen – kein Kredit in dieser Situation! Im Gegenteil – wir müssen uns unterhalten, wie wir mit Ihren finanziellen Problemen, die durch den schweren Unfall Ihres Mannes entstanden sind, umzugehen haben. Die Voraussetzung der I. Hypothek für Ihr Haus war damals klar – heute ist sie das nicht mehr! Ob Ihr Mann wieder gesund wird und für uns als Bank Ihre Zahlungsverpflichtungen gleichbleibend geleistet werden können, steht in den Sternen. Sehr ernsthaft müssen wir uns über Ihre Grundschuldeintragung unterhalten – diese Order ist mir vom Direktor unserer Bank aufgetragen worden!'
Fluchtartig habe ich die Filiale verlassen. Ich hab' die Äußerungen des Angestellten als bösartig, gefühllos und geschmacklos empfunden. Ob es eine solche Order tatsächlich gegeben hat? Der Angestellte könnte auch versucht haben, sich auf unsere Kosten ein ‚rotes Röckchen' bei seinen Oberen verdienen zu wollen."
Diese Hiobsbotschaft regte mich zunächst sehr auf.
„Unabhängig unserer finanziellen Situation, die, obwohl der kriminelle Fahrer bisher nicht gefunden wurde, keineswegs hoffnungslos ist, bedeutet die Ansprache des Bankangestellten ein grober Verstoß gegen jedes mitmenschliche Gefühl, eine Unverschämtheit, wo wir doch seit Jahren bei der gleichen Bank beheimatet sind. Ich möchte, dass du beim Vorstand vorstellig wirst und meinen Protest vorbringst."
Dann schilderte ich ihr die tatsächliche finanzielle Situation, wie ich sie sah und die sie ebenfalls teilweise kannte. Es sei ein Wegeunfall gewesen – in dieser unglücklichen Situation ein Glücksfall, weil die gesamte Wiederherstellung in der Hand der zuständigen Berufsgenossenschaft läge. Der Berufsgenossenschaft hätte ich es zu verdanken, dass ich hier in Ronnerskirchen und nicht in irgendeiner „Feld-Wald-und-Wiesen-Reha" gelandet sei. Dadurch werden auch die Einkommensbedingungen annähernd konstant bleiben. Weiter: Wie mir mein KAB-Freund Hilbert mitteilte, hat die Verkehrsopferhilfe bereits Kenntnis von dem Fall und ihre Unterstützung zugesagt. Vorerst brauchst du dir keine finanziellen Sorgen zu machen."
Krampfhaft versuchte ich der sehr schlimmen Mitteilung von Ursula auszuweichen, obwohl ich wahnsinnig empört über die Angelegenheit war.

Aber die verwünschten Schwierigkeiten unterwegs ließen es nicht zu, dass ich mich allzu sehr mit dieser schwerwiegenden und provozierenden Geldangelegenheit der heimischen Bank beschäftigte.

Durch den Besuch meiner Frau war ich im Prinzip eigentlich gelockert. Ursula war überrascht, als sie hörte, dass ich nun auch in einer psychologischen Gesprächsrunde mitmachte. Den therapeutischen Zweck wollte sie natürlich wissen, und meine Version dieser neuartigen Therapie interessierte sie besonders.

Vordergründig, erklärte ich, sei das ein Angebot der Klinik, die in einer Art Gruppentherapie psychische Nöte der Patienten aufzufangen versuche. Man müsse sich vorstellen, dass an solchen Besuchstagen die Hälfte der Patienten mitansehen müsse, wie ihre Leidensgefährten seelischen Zuspruch erhielten, seit langem wieder einmal lachten, ausgelassen wären und sich gemeinsam die herrliche Gegend anschauen. Ein großer Teil der in der Neurologischen Klinik zu behandelnden Menschen wären immer allein; sie hätten lediglich ihre Mitpatienten, die ihre Schwierigkeiten hätten und auch nicht immer ansprechbar wären. Über 50 Prozent der Ehen Hirnverletzter sei kaputt. Der gesunde Partner habe sich abgesetzt, um sich der Verantwortung für den Behinderten zu entziehen. Dehalb habe dieser Zuspruch der Klinik schon einen Sinn. Der eigentliche Grund für die Schaffung dieser psychologischen Gesprächsrunde würde ich jedoch darin sehen, dass die Patienten besser untereinander bekannt und sich durch gegenseitiges Anhören und Miteinandersprechen helfen könnten. Damit die Klinikpatienten besser mit ihren Behinderungen fertig würden – das sei die wirkliche Intention für diesen Gesprächskreis.

„Einer Art Selbsthilfe wird dadurch also der Weg geebnet!" Sie drückte ihre Bewunderung für dieses Engagement aus. Bestätigend nickte ich..

Der ganze Samstag und der Sonntag, auf die ich mich so gefreut hatte, wurden durch die körperlichen Unannehmlichkeiten getrübt. Als Ursula am Sonntagabend nach Hause fuhr, war keine Besserung in Sicht, es war im Gegenteil noch schlimmer geworden.

Mit ihrem Wegfahren überkam mich das ganze Elend und brach aus mir heraus. In meinem Innern herrschte ein heilloses Durcheinander. Unweit der Klinik stand die hochmoderne katholische Kirche, die ich erst am Morgen zusammen mit meiner Frau zur sonntäglichen Messe besuchte. Die Kirchenraum war leer als ich mich in der letzten Bank niederließ.

„Meinst Du nicht, mein Gott, dass es langsam reicht?" Mit meinen Vorwürfen überschüttete ich den Unsichtbaren.
Sehr intensiv dachte ich dann über alles nach. Automatisch erinnerte ich mich an eine ähnliche Situation in der Universitätsklinik. Damals hatte ich mir fest vorgenommen, mich nicht unterkriegen zu lassen, das Negative wollte ich verdrängen und aus dem Positiven neue Kraft schöpfen, um Rückschläge zu verdauen.
Diese waren eigentlich bisher nicht sehr spürbar gewesen. Ich hatte Fortschritte in allen Therapien gemacht, zum Teil erstaunliche Fortschritte. Diese unangenehme Geschichte war zwar ein Schock, ohne Zweifel. Aber darüber war auch hinwegzukommen.
‚Warum bin ich verzweifelt?' fragte ich mich, ‚gibt es einen Grund, die Flinte ins Korn zu werfen?'
Depressive Gedanken und Stimmungen gab es immer wieder. In einer Art Selbstsuggestion hatte ich stets erfolgreich dagegen angekämpft, mich innerlich zur Ordnung gerufen. Diesmal wollte mir das einfach nicht gelingen Sicherlich konnte man die Sache nicht so ohne weiteres unter den Teppich kehren und zur Tagesordnung übergehen; dazu machte sie sich immer wieder aufs neue unangenehm bemerkbar.
Dann zwang ich mich zur Ruhe. Noch war keine Diagnose gestellt worden und letztlich sind Gewitterwolken noch lange kein Unwettter, redete ich mir ein.
Rasch ging ich zurück zur Neurologischen Klinik – um ein Haar hätte ich es wieder nicht geschafft. Erleichtert und überraschend ruhig setzte ich mich dann in meinem Zimmer auf das Bett und überlegte: Eine Erkältung konnte ich auschließen; es gab keine entsprechenden Symptome mehr. An eine Störung des Organismus vom Gehirn aus wollte ich nicht glauben, obwohl ich wusste, dass es das gab. Was war es dann? Was konnte ich tun, um die Nacht gut zu überstehen?
Vielleicht wusste Schwester Hiltrud einen Rat. Die etwa 38jährige Frau war eine warmherzige, humorvolle Person, hilfsbereit und sympathisch. Es war nicht schwer, sie zu finden. Zu dieser Zeit war das Pflegepersonal noch im Stationszimmer. Mit einer Geste versuchte ich ihr klarzumachen, dass ich sie gerne alleine gesprochen hätte. Sie reagierte sofort.

Bedenklich äußerte sie nach meinem Bericht, das müsse ich unbedingt morgen Dr. Bugner sagen. Sie gab mir dann eine Urinflasche, die sie aus irgendeiner Ecke herbeizauberte und eine Beruhigungstablette.
„Herr Hausmann", sagte sie betont ernst, „das ist eine Ausnahme. Dr. Bugner hat das überhaupt nicht gern, wenn ich und meine Kolleginnen Psychopharmaka ausgeben, weil die Medikamente die Hirnleistung im CL-Training negativ beeinflussen können." Dann lächelte sie freundlich und wünschte mir eine angenehme Nacht.
An diesem Abend ging ich früh zu Bett – die Flasche stellte ich griffbereit in unmittelbarer Nähe hin. Dank der Tablette schlief ich einigermaßen.
Nach dem Frühstück am nächsten Morgen war Chefvisite. Die Zeit, bis Dr. Bugner mit seinem Stab von Stationsärzten, Schwestern und Therapeutinnen aufkreuzte, wollte ich nutzen und Ursula schreiben. Ich war mit meinem Brief fast fertig, als die Ärzte und ihr Anhang das Zimmer betraten.
„Ach, der Herr Hausmann, er schreibt wieder mal!" Mit gutmütigem Spott begrüßte mich Dr. Bugner. Als ich etwas verunsichert oder vielleicht auch mimosenhaft aufschaute, sagte er feinfühlend abschwächend: „Machen Sie nur weiter, das ist gut für Sie – vor allem für Ihr Gehirn!"
Der Brief sei an meine Frau, erklärte ich ihm. Ich würde fast täglich schreiben. Das wisse er; schon häufig habe er mich dabei beobachtet.
Dann schilderte ich ihm, welche Schwierigkeiten ich seit Freitag hatte, ich zunächst an eine Erkältung glaubte, aber dem wäre wohl nicht so.
„Kommen Sie in einer Stunde in mein Sprechzimmer, in die Aufnahme", sagte er zu mir, nachdem er sich davon überzeugt hatte, dass meine Zunge nicht belegt war.
Eine Stunde später sagte mir Dr. Bugner, es sei alles vorbereitet: Nach diesem Gespräch hier würde ich in die nahegelegene Stadt zu einem Urologen gefahren. Er habe zwar selbst einen Verdacht und auch mit dem in Frage kommenden Facharzt bereits darüber gesprochen. Die vermutete Ursache müsse jedoch durch eine Blasenspiegelung abgeklärt werden.
Der Arzt erklärte mir beruhigend, dass diese dumme Geschichte in meinem Fall mit Sicherheit ihre Ursache nicht im Gehirn habe. Er entließ mich dann. Ein Wagen des Roten Kreuzes fuhr mich zum Urologen. Die

sehr unangenehme Prozedur wurde von dem außerordentlich geschickten Arzt sehr rasch und auch für mich relativ beschwerdefrei durchgeführt.
Das Ergebnis teilte er mir gleich mit: „Sie haben Kalk- oder Urinstein-Partikel im Schließmuskel und auf dem Blasenboden. Kein Wunder, dass Sie Ihren Harn nicht halten können. Übermorgen kommen Sie zu mir in die Universitätsklinik; ich habe dort Belegbetten. Dann machen wir Ihnen den Unrat raus!"
In Ronnerskirchen wieder angekommen, ging ich sofort zu Dr. Bugner, der allerdings schon Bescheid wusste. Mit dieser Möglichkeit habe er gerechnet. Wahrscheinlich wäre der Dauerkatheter, der über einige Zeit in der Blase platziert gewesen wäre, die Ursache.
„In ein paar Tagen sind Sie diese unangenehme Geschichte los."
Der Eingriff am darauffolgenden Mittwoch wurde unter Vollnarkose durchgeführt. Alles ging tadellos, ohne jede Komplikationen vor sich. Nach vier Tagen Aufenthalt in der Universitätsklinik gehörten diese Unannehmlichkeiten der Vergangenheit an.

Widersprüche

Der Tagesablauf des Aufenthalts in Ronnerskirchen war annähernd gleich. Abgesehen von den Therapien, bei denen es gelegentlich Überraschungen gab, verliefen die Tage nach vorgegebenem Schema. Die Ursache für seltene, unprogrammierte Ereignisse, durchweg harmloser Natur, bildeten die verschiedenen Charaktere der Ärzte, Therapeutinnen und Schwestern.
Eines Tages, es war etwa Anfang März, wurde ich von Frau Siegmann daran erinnert, dass ich schon zwei Monate ohne Gehhilfen herumlaufe. Die Gymnastin lächelte verschmitzt, als sie mein ratloses Gesicht sah, und führte dann weiter aus, eine bessere Körperhaltung sei allerdings dadurch nicht entstanden. Vielleicht sei es sinnvoll, meinen Rücken auszusteifen – ich würde gehen wie ein alter Mann, als ob ich eine schwere Last zu tragen hätte; dabei hätte ich jedoch die Hände frei.
Das wäre schon immer meine Gangart gewesen, erwiderte ich. Es wäre höchste Zeit, diese wenig vorteilhafte Haltung zu ändern. Der Neuanfang hier sei bestens geeignet dafür. Schmunzelnd ließ sie mich verlegen stehen und ging weiter.
Einen etwas ernsteren Zwischenfall gab es in der Psychologischen Gesprächsrunde. Der Diplom-Psychologe hatte beim vierten Aufeinandertreffen der Mitglieder dieser Gruppe den Wunsch geäußert, jeder von uns sollte im Gespräch, jedoch unverblümt, seine Meinung kundtun – seine Auffassung über das Haus, weder Positives noch Negatives verschweigen, und im besonderen über diese Psychologische Gesprächsrunde.
Zunächst hörte man alltägliche Vorkommnisse, Nebensächlichkeiten und wenig Greifbares. Für mich war diese Gesprächsrunde in erster Linie dazu da, dass sich die Patienten gegenseitig helfen. Über das Haus gäbe es

nichts Nachteiliges zu sagen. Das war zunächst meine Meinung, und die gab ich auch kund.
Zum ersten Teil meiner an und für sich belanglosen Aussage gab es überraschenderweise Widersprüche; auch der Psychologe war mit meiner Auslegung nicht einverstanden. Dies sei viel zu wenig. Die Aufgabe dieser Runde sei ähnlicher Natur wie die anderer Therapien im Haus – hier würden die Patienten auf ihre Rückkehr ins bürgerliche oder normale Leben vorbereitet.
Dies wiederum konnte ich so nicht stehenlassen. Wenn dem generell so wäre, sagte ich, dann gebe es für die rehabilitierten Patienten so gut wie keine Probleme, nicht bei der Rückkehr zum Arbeitsplatz, auch nicht in der Familie und schon gar nicht beim Lebenspartner oder Freund. Die Statistik widerspreche dieser These: 60 Prozent aller Ehen Hirngeschädigter würden geschieden, sehr viele nach einer sogenannten „erfolgreichen" Rehabilitation. Nach meiner Auffassung müssten die Patienten psychologisch auch auf die harte Wirklichkeit, auf die Realität außerhalb der Klinik vorbereitet werden. Die Zeit der „Streicheleinheiten" wäre bald vorüber; der harte Alltag halte die ehemaligen Patienten bald in Atem.
Die Angehörigen, lange Zeit Mitleidende und Tröstende, hätten ebenfalls ein Recht darauf, in die Normalität zurückzukehren. Der Rehabilitierte gelte aus der Sicht der Außenwelt als „geheilt", als gesund; er soll nun gefälligst seinen Part wieder übernehmen – seine „Schuld" begleichen.
Bei meinen Äußerungen, die ungezügelt aus dem tiefsten Inneren herausdrangen, bemerkte ich nicht, wie sich die Patienten gegenseitig anstarrten. Auch der Psychologe widersprach energisch meiner Meinung.
„Damit, Herr Hausmann, behaupten Sie, dass die nach unserer Auffassung so notwendige Zuwendung sinnlos oder nicht gut sei, weil damit eine ‚Heile Welt' geschaffen werde, die der Patient nicht verlassen will."
Damit würde ich jedoch ihm und auch dem ganzen Haus Unrecht tun.
„Das stimmt so nicht, Herr Lutz! Die Zuwendung für die Patienten ist unverzichtbar, ohne Zweifel. Gerade in unserer Situation, mit unserem angeschlagenen Seelenleben, mit der defekten Psyche durch die Verletzungen oder Behinderungen geht es nicht ohne aufmunternde Worte oder ein tröstendes Verstehen."
Jedoch müsse – wenn das Ende des Aufenthalts in Sicht sei – der Patient, der sich in diesem Behütetsein wohlfühle, der alle Probleme

abgenommen bekäme, der „in Zuckerwatte gepackt" sei, rechtzeitig und systematisch auf die Normalität vorbereitet werden.
Nach meinen Argumenten, die so gar nicht in die gelöste Atmosphäre der Gesprächsrunde und auch der ganzen Neurologischen Klinik passten, gab es ein Stimmendurcheinander, wie ich es noch niemals hier erlebt hatte.
Einer der Mitpatienten – die anderen nannten ihn Rolf – gab dann eine Begebenheit wieder, die er selbst erlebt hatte: Nach seiner Rückkehr ins Berufsleben, an seinen Arbeitsplatz – der Mann machte zur Zeit eine Kur in Ronnerskirchen und hatte vor zwei Jahren ebenfalls erfolgreiche Therapien in der Neurologischen Klinik absolviert – habe man ihm in den ersten Wochen geholfen; nach einer gewissen Zeit der Einarbeitung, der Integration habe es enorme Probleme gegeben: Die Kollegen hätten sich geweigert, für ihn mitzuarbeiten. Schließlich hätten sie dies ein ganzes Jahr gemacht. Nun wäre er wieder da – es gäbe jedoch nicht die geringste Erleichterung durch ihn. Wenn sie schon für ihn mitarbeiten würden, dann müsste auch der Lohn anders aussehen.
Anschließend schilderte ich die Mitteilung meiner Frau und die Unverschämtheit der Bank in allen Einzelheiten. Das Umfeld außerhalb der Neurologischen Klinik nehme auf unsere katastrophale Situation keine Rücksicht.
Diese Erlebnisse aus der Wirklichkeit waren handfeste Bestätigungen für meine Argumentation. Es blieb mir im Anschluss nichts weiter zu sagen, als: „Und, Herr Lutz, was sagen Sie nun?"
Sicherlich hatte ich mit meiner ausführlichen Meinung eine Schleuse geöffnet. Es wurde nun nicht mehr nur „Schönwetter-Konversation" praktiziert, sondern es wurden tatsächlich auch die angesprochenen Probleme diskutiert – der Psychologe ergänzte streckenweise und abmildernd die erhitzten Gemüter.
Besonders viele Widersprüche erntete ich, als ich das soziale Klima meiner Firma schilderte und man mir in der ersten Not auch mit einer großzügigen Sammlung aus der Kollegenschaft finanziell unter die Arme gegriffen habe. Allerdings wäre ich fast zwanzig Jahre in der gleichen Firma.
Auch die langen Jahre meiner Betriebszugehörigkeit seien keine Garantie, dass es mir nicht so ginge wie ihm, warf Rolf ein, womit er seine eigenen Erfahrungen ergänzte.

Aus meiner heutigen Sicht war diese Psychologische Gesprächsrunde die konstruktivste während der ganzen Ronnerskirchener Zeit. Niemals wurde später in ähnlicher Form so knallhart auf die Probleme außerhalb der Klinik aufmerksam gemacht.

Freizeitbeschäftigungen

In dieser Zeit – es war inzwischen Mai geworden, warme Tage lösten die unfreundlichen, regnerischen des Aprils ab – fragte ich eines Morgens Adolf Gebauer beim Frühstück, wieso er eigentlich dazu käme, die Geschichte Rudi Köhlers als erstunken und nicht der Wahrheit entsprechend zu bezeichnen. Dies könne er doch eigentlich gar nicht so aus dem Handgelenk sagen, er müsse doch etwas wissen oder habe er etwa seine Aussage rein aus seinem Gefühl gemacht?
Mein Tischnachbar, der lange Zeit beleidigt kein Wort mit mir gesprochen hatte und erst vor drei Tagen über banales Zeug mit mir zu reden anfing, womit er seine eigene Tisch-Isolation auflöste, schaute mich verwundert und auch herausfordernd an und sagte: „Willst du mich nur aushorchen oder bist du ernsthaft an der Wahrheit interessiert?"
Ich winkte ab – aushorchen wollte ich ihn bestimmt nicht –, aber es würde mich schon interessieren, wie er zu so einer eindeutigen Aussage käme und er möge doch bitte die Karten auf den Tisch legen.
Gebauer, etwa in meinem Alter, war ein exzellenter Beobachter, wie ich sehr schnell feststellen konnte, und er konnte auch 1+1 zusammenzählen. Rudi Köhler habe eine „besondere" Vorliebe fürs andere Geschlecht. Dies habe er nicht nur beobachtet – zum Beispiel mit welchen Blicken er die gewiss nicht unattraktive Siegmann betrachte oder die bedauernswerte Susanne Wegener; er wisse das auch von anderen.
Dass er sich betrunken habe wegen der Affäre seiner Verlobten mit seinem besten Freund, dass er eingeschlafen sei und durch die Abgase des laufenden Motors in der geschlossenen Garage eine schwere Vergiftung davongetragen habe mit einschneidenden Schädigungen seines Gehirns – das alles stimmt. Allerdings sei das nur die halbe Wahrheit.

Köhler habe sich vor dieser Geschichte verhalten wie ein Gockel auf dem Misthaufen, der jeder Henne nachläuft, sie anmacht und noch mehr. Nicht nur in seiner Heimatgemeinde, sondern auch in der näheren und weiteren Umgebung sei er bekannt gewesen wie ein bunter Hund.

„Dies alles habe ich erfahren – aus Gesprächen, in denen ich zufällig Zeuge war, weil ich nicht weit weg saß. Seine Besucher, Sportkameraden oder Kumpels, haben so einiges erzählt und sich mit ihm unterhalten. Da kam dann so manches zum Vorschein. Das, was ich hörte, wurde auch durch meine Beobachtungen bestätigt. Nach meiner Auffassung, meiner subjektiven, nicht bewiesenen Auffassung ist folgendes geschehen: Rudi Köhler, der sich für unwiderstehlich hielt – das bewiesen seine zahlreichen Amouren –, bekam von seiner Verlobten Hörner aufgesetzt. Die Gründe kenne ich natürlich nicht – sie könnten in ursächlichem Zusammenhang mit der gerade erwähnten Eigenschaft Köhlers stehen – sie sind jedoch nicht ausschlaggebend für meine Auffassung. Sein bisher unbestrittenes Vorrecht als Platzhirsch oder als Super-Gockel vertrug die Rolle des Verlierers nicht, schon gar nicht in einem kleinen Ort, wo jeder jeden kennt.

Rudi Köhler wollte sich das Leben nehmen; er ließ den Motor der Familienkutsche an und betrank sich, damit er den Zustand des langsamen Vergiftens nicht merke. So war es und nicht anders! Dass ein erwachsener Mann die Tür der Garage schließt, den Motor anlässt – angeblich, weil er die Heizung gern warm gehabt hätte –, sich dann im Auto seines Vaters betrinkt, einschläft und nur durch die Aufmerksamkeit des Nachbars gerettet wird, ist grotesk! Eine solche Story kann er jemandem erzählen, der seine Hose mit der Beißzange anzieht!"

Überrascht war ich durch die Auffassung Gebauers nicht. Seine Gedanken unterschieden sich nur unwesentlich von meinen eigenen. Ja, so könnte es gewesen sein, bestätigte ich. Mich interessierte, ob er auch noch andere Fakten habe, die seine These belegen würden. Eigentlich nicht, meinte er. Aber nach dem Essen heute mittag könne man noch einen Spaziergang machen und in Ruhe darüber reden. Er wolle lediglich vorher noch ein kleines Spielchen machen. Er habe sich mit einem älteren Mitpatienten zum Tischtennisspielen verabredet.

Außerordentlich überrascht sah ich ihn an und sagte etwas perplex: „Seit Wochen suche ich einen vernünftigen Tischtennispartner und am gleichen Tisch sitzt einer!"
„Ob ich ein vernünftiger Partner für dich bin, weiß ich nicht, genausowenig, ob du einer für mich bist."
Wir verabredeten, uns nach der Gymnastik und der Ergo zu „beschnuppern". Zwar hatte ich an diesem Morgen erstmals Kopfschmerzen, hoffte jedoch, sie in den nächsten Stunden loszuwerden. Da es für das CL-Training höchste Zeit war, verließ ich rasch den Frühstückstisch und ging auf die andere Straßenseite in den Therapieraum von Frau Triebach.
Die Therapien hatten längst die Rolle des Alltäglichen eingenommen. Lediglich in der Ergo hatte ich mir selbst ein eigenes Programm aufgestellt: Neben den üblichen Bastelarbeiten oder Geschicklichkeitsübungen schrieb ich täglich auf der elektrischen Schreibmaschine. Es ging mir unter anderem darum, die deutliche Verlangsamung zu überwinden. Dass dies auf diese Weise möglich war, wurde von Frau Hertlein bestätigt.
Das Verfassen von zunächst bedeutungslosen Aufsätzen und Artikeln machte mir großen Spaß. Das flüssige Formulieren ging mir von der Hand, es war fast wie früher – oder vielleicht sogar besser!
Während ich zum CL-Training ging, dachte ich über die Neuigkeit nach: Adolf Gebauer – ein Tischtennisspieler! Immer wieder war ich neugierig in letzter Zeit ins Untergeschoss gegangen, wo in den Freizeiträumen nicht nur eine Kegelbahn und ein Billardtisch, sondern auch eine Tischtennisplatte zu finden war.
Die Platte war fast ständig besetzt; allerdings war das nichts für mich – so ein bisschen Ping-Pong interessierte mich nicht. Wenn schon – dann richtig. Es war schon zwanzig Jahre her, als ich in einer Mannschaft Tischtennis als Leistungssport betrieb. Zusammen mit meinen Sportkameraden hatte ich recht beachtliche sportliche Erfolge erzielt. Danach gab es höchstens sporadische Versuche – ohne jeden Ehrgeiz oder Engagement. Hier in Ronnerskirchen hatte ich ein paarmal gespielt – gegen einen „Ehemaligen", einen 50jährigen, der zu dieser Zeit eine Auffrischungskur absolvierte. Der Mann hatte früher in der Landesliga gespielt, war immer noch aktiv in seinem Verein und beherrschte Ball und Schläger noch gut.

Es war kein hochklassiges Match, das wir dann zusammen spielten. Unsicherheiten im Angriff, mangelnde Reaktion in der Abwehr; nach einer derart langen Passivität und jetzt mit dieser Geschichte im Rücken brachte ich beim ersten Aufeinandertreffen nicht viel zustande. Aber es war wenigstens kein Ping-Pong, sondern Tischtennis, was wir spielten. Zwei Tage lang, immer für eine Stunde am Nachmittag maßen wir unsere spielerischen Kräfte. Dann hatte ich nicht nur etwas Sicherheit gewonnen, meine Reflexe verbessert, war etwas schneller geworden; es machte mir auf einmal auch einen Riesenspaß.
Leider fuhr der Mann am dritten Tag wieder nach Hause und ein gleichwertiger Ersatzpartner war nicht aufzutreiben. Normalerweise wäre das hier auch ungewöhnlich gewesen.
Der Versuch mit Adolf Gebauer beschäftigte mich auch in der Gymnastik und in der Ergo. Im CL konnte ich mir mangelnde Konzentration nicht leisten, zumal Frau Triebach immer für eine Überraschung gut war. Nach der Ergo holte ich meinen Schläger, den mir Ursula schon recht früh von zu Hause mitgebracht hatte und begab mich ins Untergeschoss, wo Gebauer schon auf mich wartete. Wir waren ganz allein. Unmittelbar vor dem Essen war das zu erwarten gewesen. Aus diesem Grunde hatten wir auch diesen Zeitpunkt gewählt.
Gebauer war ein passabler Spieler, das merkte ich schon nach den ersten Ballwechseln. Er hatte eine fabelhafte Rückhand, mit der er mich laufend ausmanövrierte, setzte mitten in einer Angriffswelle plötzlich einen Stoppball dicht hinters Netz, den ich meistens nicht erreichte. Wir machten kein Spiel – wir zählten also nicht. Dennoch waren wir in diesen zwanzig Minuten vor dem Essen engagiert bei der Sache, wechselten uns ab in Angriff und Abwehr. Es machte Spaß, ich verspürte fast den gleichen Enthusiasmus wie zu den besten Zeiten.
Auf meine Frage, ob er noch aktiv sei oder wo er früher gespielt habe, antwortete er, er sei nicht mehr im Verein. Er habe jedoch vor zehn Jahren noch in der Bezirksklasse gespielt. Zur Zeit habe er eine Platte zu Hause; bei gutem Wetter spiele er mit den Söhnen im Freien. Beide seien außerordentlich gut. Sie würden im gleichen Verein spielen wie er früher.
Gebauer berichtete dann, er habe aufgehört, aktiv im Verein zu spielen, als der Tischtennissport sich gewandelt habe. Die neuen Schlagtechniken und besonderen Beläge der Schläger wären nichts für ihn gewesen.

Zudem hätte er sein ganzes Spiel umstellen müssen, und das einmalige Training pro Woche hätte auch nicht mehr ausgereicht. Zu Hause spiele er noch oft.

Er wollte wissen, wo ich diesen Sport betrieben hätte. Nachdem ich es ihm erzählte, meinte er, es wäre noch eine ganze Menge vorhanden, und wir sollten öfter miteinander spielen.

Inzwischen war es Zeit zum Essen.

Nicht nur durch das Tischtennisspielen, sondern auch durch die ergänzenden Erklärunen und Meinungen war eine Barriere zwischen Adolf Gebauer und mir gefallen. Wir akzeptierten uns gegenseitig, hatten sogar ähnliche Denkweisen und Interessen.

Er wollte beim Essen mehr von mir wissen. Unter anderem interessierte ihn meine Situation, wie ich die Schädigung des Gehirns verkraftete und wie es zu dieser Katastrophe gekommen war.

Losgelöst von emotionalen Hemmungen, erzählte ich ihm alles. Lediglich bei seiner Frage nach dem Unfallverursacher blieb ich zurückhaltend und begründete diese Distanz damit, dass das Geschehnis in seinen Auswirkungen mir genug Schwierigkeiten mache. An diesem Tatbestand könne ich sowieso nichts ändern. Wenn ich mich intensiv mit diesem Kerl oder mit der Tatsache, dass er mich wahrscheinlich im betrunkenen Zustand zusammengefahren habe und dann geflohen sei, wenn ich mich zudem mit den anderen schillernden Begleitumständen beschäftige, wäre ich gefühlsmäßig derart ausgelastet, dass ich mir um meine Rehabilitation keine Gedanken mehr zu machen brauche – es gebe dann keine Rehabilitation mehr. Das Gehirn müsse frei bleiben für wichtigere Dinge, zum Beispiel für das CL-Training oder für andere Therapien.

An der Situation Rudi Köhlers wäre klar zu erkennen, wo Grübeleien und Emotionen hinführen: Die letzten Reste des so wichtigen Selbstwertgefühls, der Stimulanz für die geistige Wiedererneuerung wären dahin, wenn es wegen dieser emotionalen Blockade einfach nicht vorwärts gehen würde. Das Resultat wäre dann das totale geistige Chaos. Nein, diesen Weg würde ich unter keinen Umständen gehen wollen. Der Unfallflüchtige wäre mir zwar nicht egal, aber der Glaube an eine Gerechtigkeit genüge mir. Der Kerl solle sehen, wie er mit dieser Geschichte klar käme.

Adolf Gebauer verstand mich.

Nach dem Essen begleitete ich ihn wiederum zu den Freizeiträumen; sein Spielpartner hatte schon sicherheitshalber die Platte mit Beschlag belegt – sie konnten sofort anfangen.
Der Mitpatient war ein ordentlicher Spieler – nicht so stark wie Gebauer. Die beiden spielten etwa eine halbe Stunde, dann verlangten andere ihr Recht, und sie mussten die Platte räumen.
Als wir dann zusammen losmarschierten, schien die Sonne; ein herrlicher Tag ließ uns die Pullover ausziehen und kräftig ausschreiten.
Unterwegs kam zwangsläufig die Geschichte Rudi Köhlers erneut zur Sprache. Ich schilderte Adolf Gebauer, warum ich vor fast drei Wochen gereizt reagierte; Köhlers Geschichte hätte mich sehr belastet und ich den Zwischentönen, den Randinformationen wenig Bedeutung beigemessen. Gebauer winkte ab. Das wäre eben der Stil Köhlers; er wolle Mitleid erregen. Die Situation Susanne Wegeners wäre ungleich schlimmer. Die junge Frau hätte offensichtlich auch noch große seelische Schwierigkeiten. „Köhler – ach was!" In Geste und Ton Gebauers lagen Ablehnung.
Wir machten einen Riesenspaziergang an diesem wunderschönen Nachmittag. Unterwegs stellten sich erneut Kopfschmerzen ein, diesmal heftiger. Dennoch machte ich mir noch keine Gedanken.
Nach dem Abendessen war die Zeit für Gespräche auf einem Vorplatz der Station, nicht weit vom Treppenhaus entfernt. Hier traf sich Abend für Abend die „große Familie" der Station. Manchmal ging es temperamentvoll zu; in meinem Beisein flossen auch schon Tränen, wenn einer der Patienten die ihm gegenübersitzende Leidensgefährtin attackierte, wobei mmer die besondere Situation der Patientin und die im großen und ganzen friedfertige Atmosphäre der Klinik eine Rolle spielte.
Auf diesem Vorplatz wurde erzählt, gelesen, allerlei Brettspiele herbeigeholt und dann gespielt, andere tauschten Meinungen aus oder teilten ihren Mitpatienten die baldige Heimkehr mit.
Auch ich war fast regelmäßig da oben. Am Tag zuvor hatte ich Schach gespielt. Dieses Brettspiel mit seinen 32 Figuren beherrschte ich nicht allzu gut. Es war jedoch, so glaubte ich, gar nicht schlecht, zwei oder gar drei Spielzüge vorweg zu planen, um auf diese Weise sein Gehirn zu trainieren. Mit großer Begeisterung war ich allerdings nicht dabei.
An diesem Abend ging ich zeitig zu Bett. Durch den langen Spaziergang und das Tischtennisspielen war ich müde geworden.

Kopfschmerzen

Nach der Erfahrung, dass ich das Tischtennisspielen nicht verlernt hatte, ging ich von nun an in die in unmittelbarer Nachbarschaft gelegene Schulturnhalle. Dienstag und Freitag nachmittags trainierte ich mit den Schülern und Jugendlichen des Ronnerskirchener Tischtennis-Vereins.
Bei einem der nachmittäglichen Spaziergänge hatte ich durch Zufall das mir vertraute Klack-Klack durch die offenstehenden Fenster gehört. Die formellen Dinge waren rasch gelöst.
Wie bei dem Spiel mit Gebauer war es die Lust am Spiel, die mich veranlasste, in die Schulturnhalle zu gehen. Es machte mir Spaß, den kleinen weißen Ball mit mehr oder minderer Raffinesse über das Netz zu bringen, wobei ich den Jugendlichen in mehrfacher Hinsicht hoffnungslos unterlegen war. Wegen der neuen Schlagtechnik – raffiniert geschnittenen Bällen und den Topspins –, jedoch auch mit den durch den Unfall verstärkt sich bemerkbar machenden unterentwickelten Reflexen hatte ich zunächst keine Chance. Ich ließ mich jedoch nicht unterkriegen. Es machte mir riesigen Spaß. Unterschwellig hoffte ich auch, mit Hilfe dieses Sports die mich stark beeinträchtigende Verlangsamung, Reflexe und andere körperliche Eigenschaften wieder etwas zu verbessern. Dieser Gedanke war vordergründig natürlich nicht dominierend; er ergab sich jedoch im Laufe von mehreren Wochen des Trainings mit den spielstarken Jugendlichen von selbst.
Bedauerlicherweise musste ich das regelmäßige Training in der Schulturnhalle bald aufgeben. Ziemlich starke Kopfschmerzen machten mir schwer zu schaffen. Sie traten zunächst nur sporadisch auf, häuften sich dann jedoch derart, dass ich Dr. Bugner verständigte.
Der Arzt schaute mich merkwürdig-nachdenklich an; dies kam mir erst viel später zum Bewusstsein. Dann fragte er mich, wann die Kopf-

schmerzen begonnen hätten. Vor mehreren Tagen, sagte ich ihm. Ob ich schon früher darunter gelitten hätte. Nach meiner Verneinung milderte er ab, das käme schon mal vor, es gebe keinen Grund, sich Gedanken zu machen. Dann gab er mir eine Schmerztablette.
Immer häufiger hatte ich diese bohrenden Beschwerden; sie waren auch mal schwächer, dennoch wurde ich fast jeden Tag von ihnen belästigt. Auch nachts kam es hin und wieder vor, dass ich nicht mehr durchschlafen konnte. Die ständig präsenten Schmerzen machten mich wach; es war mir dann nicht mehr möglich einzuschlafen – mein weiteres Schicksal gab mir genug zum Nachdenken.
Tagsüber sah die Welt etwas besser aus. Zeitweise blieben die Schmerzen weg, um plötzlich unvermittelt wieder aufzutreten. Es verging kaum ein Tag, an dem ich nicht Schmerzmittel nehmen musste. Der Tagesablauf mit seinen Ablenkungen ließ mich manchmal für Stunden aufatmen. Gegen abend wurde es meistens immer schlimmer.
Immer öfter suchte ich Trost in der nahegelegenen Kirche. In meinem ganzen Leben bin ich – obwohl praktizierender Katholik – niemals so oft unter der Woche zur Kirche gegangen. Teilweise kam ich mir dabei schäbig vor. Als ob Gott oder die Kirche eine Einrichtung sei, bei der man nach Bedarf seine Nöte und Sorgen abgeben könne, und wenn alles wieder im Lot wäre, dann könne man zur Tagesordnung übergehen, seine Überzeugung an den Nagel hängen, „wo sie eigentlich auch hingehört".
An einem sprichwörtlich schwarzen Freitag, dem deprimierendsten in Ronnerskirchen, etwa gegen Ende Mai, ließ ich mich in meiner Verzweiflung schmerzgequält wieder auf einer der hinteren Bänke des Gotteshauses nieder.
Diesmal unterließ ich die Vorwürfe und bat lediglich darum, Gott möge alles zum Guten wenden, und wenn möglich, dann solle er mich doch wenigstens ein bisschen von meinen Schmerzen befreien. Ich blieb längere Zeit in Gedanken versunken sitzen, stand dann auf und ging in deutlich besserer psychischer Verfassung ins Freie.
Dort begegnete mir Susanne Wegener, die ich schon seit mindestens zehn Wochen nicht mehr gesehen hatte. Sie hinkte kaum noch und gebrauchte auch keinen Stock mehr.
„Du hast es gut, du hast deinen Gott, deine Religion und deine Kirche – und was habe ich?"

Völlig perplex schaute ich sie näher an. Die Rehabilitation der jungen Frau musste in letzter Zeit große Fortschritte gemacht haben! Nicht nur, dass sie fast einwandfrei gehen konnte – das war es nicht allein. Aber – dass sie sprechen konnte, war fast unglaublich! Die Worte kamen zwar monoton, ohne Betonung oder Klangfärbung aus ihrem Mund, jedoch klar verständlich und in einwandfreien Sätzen. Susanne Wegener hatte ihre Sprache wieder. Ich war so überrascht, dass ich ihr stumm gratulierte. Sie sagte nur: Frau Jonas. Dabei wurden ihre Augen feucht, und sie erzählte die näheren Einzelheiten. Die Logopädin habe Unglaubliches geleistet. Im Anschluss an das Gespräch mit mir – Susanne Wegener bezeichnete es als Initialzündung, ich hatte es längst vergessen – habe die Frau mehrere Nachmittage nur mit ihr herumexerziert. Besonders schwer wäre es mit den Vokalen und mit ähnlichen Konsonanten gewesen. Sie habe o und u, e und ä, t und d nicht unterschiedlich genug aussprechen können. Stundenlang habe sie dann in ihrem Zimmer vor dem Spiegel gestanden und die richtige Mundstellung ausprobiert.

Susanne Wegener machte es mir spontan vor, zog Grimassen dabei. Das war so ulkig anzusehen, dass ich prustete vor Lachen, obwohl mir eigentlich gar nicht danach zumute war.

„Du hast dich also praktisch an deinen eigenen Haaren aus dem Dreck gezogen", sagte ich voller Bewunderung.

„So ungefähr."

Am Schluss sei es so gewesen, dass ihr wiedergewonnenes Sprechvermögen sie so stimuliert habe, dass es dann auch mit dem Laufen wieder geklapt habe. Die Siegmann habe ihr sehr geholfen.

Sie lächelte gelöst, als sie erzählte, Dr. Bugner, der sie ebenfalls betreute, hätte sie zum Zwecke des psychologischen Auftankens für sechs Wochen nach Hause gelassen, sie jedoch gebeten, jeden Kontakt mit ihrem früheren Freund zu unterlassen und ihm aus dem Wege zu gehen. Gesehen habe sie ihn wohl – dabei wurde das hübsche Gesicht starr und kalt –, aber der Kerl wäre Luft für sie.

In der Krankengymnastik sei der Rest besorgt worden. Die Siegmann sei einfach super.

Sie habe gemeint, mit ein wenig Mühe, Zielstrebigkeit und Durchhaltevermögen bekämen sie auch noch die Restbestände der Gehbehinderung weg.

„Schwierigkeiten habe ich jedoch nach wie vor mit meinem Inneren. Die Gefühlsschwankungen bekomme ich einfach nicht in den Griff. Deshalb habe ich das auch mit der Kirche und mit Gott zu dir gesagt."
Man müsse sich in einer solchen Situation, in der wir uns befinden würden, an etwas anlehnen können, man brauche Personen oder Dinge, Überzeugungen, die einem Hilfe bedeuten würden, sagte ich. In seelischer Not zu sein und sich einen Halt erst schaffen zu müssen, ginge schlecht. Es wäre sicherlich sehr gut für mich, dass bereits etwas vorhanden sei. Für mich sei das ein großes Glück in dieser fürchterlichen Lage.
Ich schilderte ihr kurz die Geschichte mit dem Urin und jetzt die Kopfschmerzen. Ich hätte durch meine Erziehung diese religiöse Einstellung, die auch von meiner Frau getragen werde. „Das ist mein Glück!" sagte ich nachdrücklich.
„Ja, und du hast noch deine Frau, deine Familie und Freunde. Ich habe lediglich meine Eltern; sie sind nicht mehr die Jüngsten und leiden sowieso schon unter dieser Geschichte. Eine seelische Hilfe kann ich von ihnen nicht erwarten. Wenn ich von meinen Kümmernissen erzählen würde, dann belastet sie das erneut zusätzlich. Ein Vehikel, wie du mit deiner Kirche habe ich leider nicht!"
Ein Vehikel? Das war eine derbe und völlig überraschende Bezeichnung für eine Sache, die mir etwas bedeutete und auch eine Menge zu sagen hatte. Aber als Außenstehende hatte sie den Tatbestand so geschildert, wie sie ihn empfand: Der Glaube war für mich tatsächlich ein Hilfsmittel, um mit den Schwierigkeiten fertig zu werden – ein Vehikel?
Wir gingen noch ein kurzes Stück zusammen. Manchmal musste ich ihre Sätze noch ergänzen; die Wortfindungsstörungen hatte sie noch nicht ganz überwunden. Unterwegs fragte sie mich plötzlich, ob bei den polizeilichen Ermittlungen etwas herausgekommen wäre. Dazu konnte ich nur den Kopf schütteln. Nichts, soviel ich wüsste, nichts! Es würde mich allerdings auch nicht sonderlich interessieren.
Das verwunderte sie. Sicherlich habe die Polizei nicht sorgfältig untersucht; sie wollte sagen recherchiert, fand jedoch das passende Wort nicht. Ich erklärte ihr, ähnlich wie ich es Adolf Gebauer gegenüber getan hatte: Die Aufregungen dieser leidigen Geschichte einschließlich der Begleitumstände würden mich zurückwerfen – und ich wollte doch vorwärts kommen.

Dann wollte sie Näheres über meine Beziehung zur Religion und zur katholischen Kirche wissen. So, wie sie mich einschätze, könne ich doch keinesfalls zu allem Ja und Amen sagen, was im Klerus geschehe.

„Hör mal, Susanne, meine Überzeugung lass ich mir von niemandem kaputt machen, auch von dir nicht. Komisch, es sind immer Außenstehende, die glauben, sie könnten einem Katholiken klarmachen, wie er mit seiner Kirche umzugehen, wie er sie zu sehen habe. Dabei fehlt ihnen jeder Hintergrund, jedes Wissen.

Die Kirche", ich mäßigte meine Stimme etwas, „wird von Menschen gestaltet. An verschiedenen Personen, die in allen möglichen Gremien sitzen und an verschiedenen Schrauben drehen, ist durchaus manches auszusetzen. Wenn mir einer sagt, ich sei unkritisch, oder wenn mich einer als Katholiken bezeichnet, der alles nachplappert, was ihm andere vorbeten, dann tut er mir Unrecht."

Dann erklärte ich ihr, unkritisches Verhalten wäre sicherlich nicht meine Art – da habe sie schon recht. Aber die Kritik, die sie unterschwellig von mir erwarte, würde ich nicht nur auf die Kirche übertragen. Die Religion oder der Glaube wäre für mich wichtiger, ich könnte mich durchaus inhaltlich mit ihm identifizieren. Alles, was die Kirche zum Beispiel über die Mitmenschlichkeit aussage und was sie als Gesamtinstitution leiste, könne ich hundertprozentig unterschreiben! Was einzelne Menschen in der Kirche tun und abzulehnen ist, würde meine Einstellung zum Glauben nicht ändern. Es würde mich nur am Rande interessieren.

„Es könnte durchaus sein, dass der Knabe", ich sagte es bewusst provokativ, „der mich zusammengefahren hat und dann abgehauen ist, ein braver Kirchgänger ist. Aber – was soll das?" Einer der Menschen in dieser Kirche sei ich, und meine Überzeugung sei der Schlüssel zu meinem inneren Frieden. Sie habe sicherlich nicht unrecht, die Kirche, die Religion und meine Glaubensüberzeugung seien mein ganz privates Vehikel – obwohl mir der Ausdruck nicht passen würde –, um mit meinen psychischen Schwierigkeiten zurecht zu kommen. Das wäre jedoch – trotz meiner religiösen Überzeugung – nicht einfach!

Obwohl ich erneut starke Kopfschmerzen hatte, gingen wir noch ein Stück in den Kurpark hinein. Unterwegs sagte sie, was sie bewegte: Der Wiedergewinn ihrer Sprache würde für sie unglaublich viel bedeuten. Sie wäre früher nie ein Trauerkloß gewesen. Sie könne nun wieder lachen, sie könne auch wieder tanzen gehen – wäre gesellschaftlich nicht mehr aufs Abstellgleis gestellt.

All das war mir, seit ich die junge Frau zum ersten Mal gesehen hatte, völlig klar, und ich wusste auch, dass zu diesem Fröhlichsein alle Formen zwischenmenschlicher Begegnungen zählen würden.

Freude auf die Heimkehr

Der Tag der Beendigung der Rehabilitation in der Neurologischen Klinik Ronnerskirchen nahte; tagelang lief ich in euphorischer Stimmung herum. Endlich zu Hause sein – alles zu vergessen, was mich bedrückte, endlich! Trotz den sich immer wieder bemerkbar machenden Kopfschmerzen war ich guter Dinge, lachte wieder, wie schon lange nicht mehr.
Einen Tag vor der Entlassung ging ich im ganzen Haus umher, bedankte mich bei den Therapeutinnen, Schwestern und Pflegern, hielt ein kurzes Schwätzchen mit Adolf Gebauer und mit anderen Patienten.
Frau Siegmann wünschte mir zunächst alles Gute. Dann ging sie aus sich heraus: „Herr Hausmann, wissen Sie noch, wie wir Ihre Krücken einfach weggelegt haben?"
„Aber natürlich. Nur – wir haben sie nicht weggelegt, sondern Sie haben sie mir aus der Hand genommen. Von da an ging es mit doppelter Geschwindigkeit mit mir aufwärts – so wie Sie es prophezeit haben."
„Es gibt immer wieder Patienten, die engagiert bei der Sache sind. Ein besonders gutes Beispiel dafür ist auch Frau Wegener. Wenn alle so mitmachen würden, dann gäbe es für uns nur eitel Sonnenschein."
Sie machte dann deutlich, dass alle Therapeutinnen und auch das übrige Personal Erfolgserlebnisse bräuchten, sonst gebe es auch für sie alle keine Motivation, um diese manchmal gewiss nicht leichte Arbeit zu machen. Wir müssten selbst mittun, das wäre absolut notwendig. Nur mit einer Erwartungshaltung allein laufe überhaupt nichts, meinte sie noch.
„Machen Sie's gut, wenn wir uns nicht mehr sehen sollten. Und besuchen Sie uns, wenn Sie wieder mal nach Ronnerskirchen kommen – zum Urlaubmachen, meine ich natürlich."

Der Abschied von ihr war besonders herzlich, ganz anders als bei Frau Triebach. Die nüchterne Frau vermied es im allgemeinen, irgendwelche Gefühle zu zeigen. Sie sagte lediglich, es wäre wünschenswert, wenn meine Vorstellungen über die Rückkehr in den Alltag so verlaufen würden, wie ich mir das so denke.
„Lassen Sie es langsam angehen, sonst sind Sie schneller wieder hier, als Ihnen lieb ist. Alles Gute für Sie."
Ihr hätte ich sehr viel zu verdanken, versicherte ich, ohne das gezielte CL-Training gebe es keine Rückkehr in das normale Leben. Das würde ich nie vergessen.
Mit einem freundlichen Händedruck verabschiedeten wir uns.
Auch bei Schwester Hiltrud, die Spätschicht hatte, verabschiedete ich mich. Am Abreisetag hätte ich sie mit Sicherheit nicht mehr angetroffen. Auch das war eine außerordentlich herzliche Verabschiedung. Unbedingt sollte ich wieder etwas von mir hören lassen.
Susanne Wegener war von einem neuerlichen Heimaturlaub noch nicht zurück. Sie käme erst morgen wieder, wurde mir mitgeteilt.
Bei Frau Hertlein hielt ich mich länger auf. Die Therapeutin hatte meine gebastelten Sachen verstaut und gestand mir lachend, dass ihr mein Frühstücksbrett sehr gut gefallen würde. Sie gebe es nur sehr ungern heraus. Als Anschauungsgegenstand innerhalb der Ergo-Therapie wäre es sehr gut zu gebrauchen – ob man mit mir darüber nicht reden könne.
„Nichts geht, Frau Hertlein, meine Frau freut sich schon darauf!"
„Na, dann kann man nichts machen", lachte sie und meinte, sie hätte es einfach mal probieren wollen.
Beim Abschied sagte ich mein Sprüchlein, bedankte mich und kündigte an, sie bei Gelegenheit mal aufsuchen zu wollen. Auch sie wünschte mir alles Gute, und ich sollte die Ohren steif halten.
Auf diese Weise ging der Tag zu Ende. Fast ein halbes Jahr war ich in der Neurologischen Klinik Ronnerskirchen gewesen. Die Tage, Wochen und Monate waren in guter Atmosphäre vergangen. Von Seiten der Ärzte und des Personals gab es nicht einen einzigen Misston; man bemühte sich ständig um Harmonie. Erfolgreiche Therapien waren eben nur in einem entspannten Klima möglich.
Höhe- oder Tiefpunkte sind bei einem Hirnverletzten nicht zu vermeiden – auch ich blieb davon nicht verschont. Gerade machte ich wieder so eine

Krise durch. Wahrscheinlich würde ich auch in Zukunft zumindest im psychischen Bereich noch einiges zu schlucken haben – die Folgen dieser schlimmen Geschichte waren noch nicht endgültig abzusehen.
Oft war ich auch bei Dr. Bugner gewesen, hatte ihm von meinen Empfindungen, von meinen inneren Schwierigkeiten berichtet. Sicher, er war ein vielbeschäftigter Mann, er war nicht nur Neurologe und Psychiater, er war auch noch Chefarzt in diesem Haus, hatte administrative und technische Fragen zu lösen. Er hatte mir jedoch immer geduldig zugehört und mit Rat und Tat zur Seite gestanden, wenn es irgendwie ging.
Als ich dann am späten Abend im Bett lag und über diese Zeit nachdachte, wurde mir klar, welches Glück ich hatte, dass ausgerechnet hier die Rehabilitation erfolgte. Das CL-Training, die Krankengymnastik, die Ergo – dies alles war ganz hervorragend. Nicht zu vergessen die psychologische Gesprächsrunde bei dem Diplom-Psychologen Lutz. Das einmalige Geplänkel war schnell vergessen.
Die Therapien waren das Ergebnis einer vorzüglichen Leitung, einer humanen Einstellung, die den Patienten nicht nur als Objekt, als kommerzielles Instrument der Wirtschaftlichkeit eines Krankenhauses betrachtete, sondern mit Engagement seine Rückkehr in den Alltag ermöglichte.
Es war mir klar: Nur ein Mann mit den Qualitäten, mit dem Engagement eines Dr. Bugner war in der Lage, diese Einstellung auf das gesamte Personal zu übertragen.
Mit mir und der Welt zufrieden schlief ich ein.
Ausgeruht und voller Heimkehr-Freude wachte ich am nächsten Morgen auf. Nach dem Frühstück war ich mit Dr. Bugner in seinem Untersuchungszimmer verabredet: Letzte Formalitäten sollten geregelt werden, Unterlagen für den weiterbehandelnden Neurologen lagen bereit.
Nachdenklich empfing mich Dr. Bugner.
„Herr Hausmann, Sie haben es geschafft! Heute morgen haben Sie das letzte Frühstück bei uns gegessen, heute mittag sind Sie dann wieder zu Hause, bei Ihrer Familie, die Sie erwartet. Bevor Sie allerdings nach Hause fahren, müssen wir noch eine Untersuchung durchführen: Ihre Kopfschmerzen gefallen mir nicht! Wahrscheinlich ist das nur eine Routineuntersuchung, die wir noch machen müssen! Auf dem Parkplatz hinter der Klinik steht ein Wagen bereit; mit diesem fahren Sie jetzt noch einmal

in die Universitätsklinik. Aus meiner Sicht ist es unumgänglich, dass wir dort noch eine Computer-Tomographie machen lassen müssen. Sie kennen das ja zur Genüge. Machen Sie sich keine Gedanken! In zwei Stunden können Sie nach Hause fahren!"

Deprimierende Diagnose

Der Gedanke an Zuhause, ans Heimkommen erfüllte mich so sehr, dass ich über einen möglichen ernsteren Hintergrund für die Maßnahme Dr. Bugners nicht nachdachte, dass ich tatsächlich keine weitergehende Überlegungen anstellte. Für mich war das lediglich eine Vorsichtsmaßnahme. Dr. Bugner wollte sicher gehen. Nun gut – gehen wir also noch einmal in den „Bratofen". Das war alles, was ich dachte.
Diese Untersuchung hatte ich schon dreimal über mich ergehen lassen müssen – zweimal bemerkte ich allerdings nichts davon. „Bratofen" habe ich die komplizierte Apparatur ironischerweise genannt, weil man in einem genau festgelegten Rhythmus in der Rückenlage vorwärtsbewegt wird – immer weiter in das Gehäuse des Tomographen hinein.
Reinhard hatte mir bei einem seiner Besuche die Funktionsweise dieser modernen Methode der Röntgendiagnostik erklärt. Durch eine Serie von Schichtaufnahmen des zu untersuchenden Gewebes wird ein plastisches Gesamtbild des Gehirns oder anderer Körperteile hergestellt, mit dem auch Außenbezirke und tiefere Schichten untersucht werden können – alles mit einer bisher nicht erzielbaren Tiefenschärfe. Nebenbei erwähnte Reinhard noch, dass die Möglichkeit, mit Hilfe der Computertechnik die Struktur oder die unterschiedliche Dichte des von den Röntgenstrahlen zu durchdringenden Gewebes zu errechnen und diese Resultate dann als zeichnerische Impulse darzustellen, entscheidend sei für die absolut präzise Röntgendiagnostik.
In der Universitätsklinik war alles vorbereitet – Dr. Bugner hatte es telefonisch organisiert. Eine Stunde später war ich wieder in Ronnerskirchen. Der Chefarzt, von dem ich mich nun verabschieden wollte,

machte ein ernstes Gesicht, hieß mich auf einem der Stühle Platz nehmen.
Dann sagte er: „Herr Hausmann, Sie können jetzt Ihre Sachen packen. Allerdings fahren Sie nicht nach Hause, sondern zurück zur Universitätsklinik Sie haben ein Hämatom im Kopf, ein subdurales Hämatom. Das muss raus!"
Ich dachte, eine Welt bricht in mir zusammen. Furchtbares spielte sich in mir ab. Tränen schossen mir in die Augen, der Magen krampfte sich zusammen – der Zustand war unbeschreiblich.
Dr. Bugner bewies in diesen zwei Stunden nicht nur fachliche, sondern vor allem auch mitmenschliche Qualitäten. Zunächst redete er beruhigend auf mich ein. Das Hämatom – es werde deshalb subdural genannt, weil es unter der harten Hirnhaut platziert sei – wäre ein ausgedehntes Blutgerinsel, das nicht nur entfernt werden müsse, weil es im Gehirn ein Fremdkörper wäre, es nähme auch für lebenswichtige oder doch zumindest nicht unbedeutende Zellen Platz weg, die sich dann nicht mehr ausdehnen oder nicht mehr miteinander kommunizieren könnten. Die Hirnfunktion würde darunter leiden, und ich hätte auch dauernd wieder Schmerzen. Das Hämatom müsse raus, da ginge kein Weg dran vorbei.
Vorübergehend hatte ich mich etwas gefangen und sagte spontan, von meinen Emotionen sehr stark beeinflusst und vielleicht auch etwas unbeherrscht: „Drüben, in der Universitätsklinik? Nein! Ich lass mir doch nicht in der Provinz den Kopf aufmachen. Daheim, bei Ärzten, die etwas von ihrem Handwerk verstehen – gut, ich kann's nicht ändern! Aber hier auf gar keinen Fall!"
Die Gedanken und Gefühle Dr. Bugners bei meiner etwas infantilen Reaktion kann ich nicht wiedergeben. Der Arzt sagte jedoch mit großer Disziplin in der Stimme – es musste eine Menge in seinem Inneren abgelaufen sein: „Herr Hausmann, beruhigen Sie sich bitte! Die Neurochirurgie in der Universitätsklinik ist weltbekannt. Das sind alles Experten, exzellente Fachleute auf ihrem Gebiet und keine Provinz-Doktoren, wie Sie das wenig schön darlegten. Sie brauchen auch keine Angst zu haben. Es ist nicht das erste Mal, dass die eine solche Operation durchführen."
Nachdrücklich brach er eine Lanze für die hiesigen Neurochirurgen.

Es war mir alles egal, ich wollte nur nach Hause. Gewiss waren das die wirklichen Gründe, mich in der Nähe meines Heimatortes operieren zu lassen, denn vom medizinischen Standpunkt hatte ich wenig Ahnung – mir fehlte jede sachliche Argumentation.

„Na gut, in Gottes Namen, dann bei Ihnen zu Hause!" sagte er etwas resignierend auf mein für ihn wenig verständliches Verlangen hin.

„Denken Sie bitte daran, Herr Hausmann, nach Ihrer Operation müssen Sie erneut hierher nach Ronnerskirchen! Ob wir dann sofort ein Zimmer und ein Bett für Sie haben, steht in den Sternen – das ist keineswegs sicher. Sie wissen doch, dass wir vier bis fünf Monate ausgebucht sind! Und eine andere Sache: Ihre Frau wird Sie nicht holen können, sagen Sie ihr das bitte. Unter den neuen Voraussetzungen ist mir die psychische Belastung für eine Fahrt von über 100 Kilometern zu groß. Das will ich nicht. Fahren Sie mit einem Taxi oder lassen Sie sich von einem Mietwagen nach Hause fahren."

Tief deprimiert schlich ich durch die Klinik, stolperte grußlos und gedankenverloren an Schwestern und Therapeuten vorbei, die mich verständnislos anstarrten, bis ich dann auf der Station Schwester Heike sah und ihr die neue Hiobsbotschaft mitteilte.

Sie legte mir den Arm um die Schultern und redete mir wie einem Kind gut zu. „Lassen Sie den Kopf nicht hängen; irgendwann scheint auch für Sie wieder die Sonne! Sie werden sehen, nach Ihrer Operation geht es wieder aufwärts!"

Das war zwar nur ein schwacher Trost, aber er tat gut.

Ich telefonierte dann mit meiner Frau, schilderte ihr die schlimme Diagnose und bat sie, mit Reinhard Kontakt aufzunehmen.

„Nur bei uns zu Hause möchte ich operiert werden", sagte ich zu ihr. Reinhard soll doch bitte versuchen, ein Bett in der Neurochirurgie der Universitätsklinik zu bekommen.

Eine Stunde später rief sie mich an. „Es klappt, du kannst heimkommen. Oder soll ich dich holen?"

„Nein – Dr. Bugner will das nicht! Die Belastung wäre für uns zu groß."

Ein Mietwagen brachte mich um die Mittagszeit nach Hause.

Inzwischen hatte ich mich etwas beruhigt; schließlich war die Diagnose eindeutig und nicht zu ändern. Ob ich wollte oder nicht, mir blieb keine Wahl, ich musste mich in mein Schicksal fügen.

Operation in der Universitätsklinik

In der Neurochirurgie wurde ich drei Tage später in einem Vierbettzimmer untergebracht.
Die Geborgenheit zu Hause, die Nähe meiner Familie vermittelten mir Ruhe und Gelassenheit. Das Chaos in meinem Inneren hatte ich inzwischen unter Kontrolle; ich erinnerte mich an eine ähnlich schwierige seelische Situation am gleichen Ort, in einem anderen Krankenzimmr. Damals hatte ich mir geschworen, mich nicht unterkriegen zu lassen. Natürlich hatte ich nicht mit solchen Tiefschlägen gerechnet.
Was ich unter Kontrolle verstand, war vielleicht eine besondere Form von Fatalismus oder Gleichgültigkeit. Der letzte Schock und seine durch nichts zu verändernde negative Wirkung hatten das bewirkt.
Irgendwann, am Tag darauf, wurde ich für die einen Tg später vorzunehmende Operation vorbereitet. Der Kopf wurde rasiert, dass er so glatt wurde wie eine Billardkugel.
Am Nachmittag gab es zwei Überraschungen, von denen eine weniger erfreulich war. Gegen 16 Uhr öffnete sich die Tür zum Krankenzimmer und herein kam ein junger Mann dunkler Hautfarbe mit einer Schwester, die sich seitlich von ihm aufstellte, mit Notizblock und Schreibgerät bewaffnet, um Notizen machen zu können.
„Baikal ist mein Name", stellte er sich vor. „Ich werde Sie morgen operieren, Herr Hausmann", sagte der Mann, ein Afrikaner, ein Ghanese, wie sich später herausstellte, in einwandfreiem Deutsch mit leicht kehligem Klang in der Stimme.
Dann fuhr er fort: „Sie brauchen keine Angst zu haben, das ist eine Kopfoperation wie hundert andere. Allerdings muss ich Sie – das ist

meine ärztliche Pflicht – auf einige Folgen dieser Operation aufmerksam machen. Sie werden – all das, was ich sage, kann, muss aber nicht eintreffen und ist auch nach unseren Erfahrungen nur vorübergehender Natur –, Sie werden mit rechtsseitigen Lähmungserscheinungen rechnen müssen, Ihnen wird vorübergehend die Sprache verloren gehen und Sie könnten auch Veränderungen in Ihrer Wesensstruktur haben."
Er erklärte mir, das Hämatom läge unter der harten Hirnhaut, es wäre deshalb ein subdurales Hämatom und es wäre durchaus nicht klein. Zudem läge es auf der linken Seite des Gehirns, in der Nähe der Frontalhirnpartie. Aus diesem Grund müsste ich mit den erwähnten rechtsseitigen Lähmungserscheinungen und auch mit Wesensveränderungen rechnen. Zwar wären aus der Sicht der Neurochirurgen diese Beeinträchtigungen nur kurzfristig; die Erfahrungen bezüglich der Wesensveränderungen wären jedoch mager und auch nicht schlüssig. Das Wesenszentrum vermute man in der Frontalhirnregion. Sicherheitshalber informiere er mich deshalb über eventuell eintretende Beeinträchtigungen.
Mit bewundernswertem Einfühlungsvermögen beruhigte er mich. Es würde schon gut gehen. „Also bis morgen!"
Mein aus reinem Selbsterhaltungstrieb entstandener Fatalismus kam ins Wanken. Einmal die völlig unvorbereitete Tatsache, dass mich ein Afrikaner operieren sollte. Diese, mich nur kurz tangierende Sorge konnte ich relativ leicht auf die Seite legen.
In der Vergangenheit hatte ich mich immer mit Vehemenz gegen Vorurteile gewandt, unabhängig von der Hautfarbe, der Nation oder der Religion. Meine Einstellung, die ich auch immer wieder als Gewerkschafter umzusetzen versuchte, war der Grund, weshalb ich in meinem Betrieb nie Schwierigkeiten mit ausländischen Kollegen hatte.
Aber in dieser Situation war mir doch nicht ganz wohl. Die Überlegung jedoch, dass der Chefarzt der Neurochirurgie, Professor Dr. Neumeier, den Ghanesen Dr. Baikal selbständig operieren ließ, war allerdings Beweis genug für die absolute Qualifikation des Afrikaners. Die grundsätzliche Einstellung und die sachliche Überlegung ließen die nicht sehr deutlichen emotionalen Befürchtungen völlig verschwinden.
Die Ankündigungen allerdings, welche Beeinträchtigungen als Folge der Operation auftreten könnten, rüttelten mich aus meiner selbstgewählten Stumpfheit auf.

Sofort fiel mir Susanne Wegener ein, die lange vergeblich um ihre Sprache gekämpft hatte, die offensichtlichen Wesensveränderungen Rudi Köhlers waren für mich genauso präsent. Nur das nicht. Hoffentlich nicht.
Am Tag darauf wurde das Hämatom entfernt; alles ging sehr glatt. Die folgenden Tage erholte ich mich von der Operation. Die in der Kopfwunde platzierten Wundschläuche beeinträchtigten mich nicht weiter, ich durfte mich sowieso nicht bewegen.
Dr. Baikal besuchte mich zwischendurch.
„Es hat sich rentiert, Herr Hausmann, fast 100 ccm Blut, verkrustet und verschwartet, habe ich Ihnen herausgeholt. Sie werden sehen, jetzt geht es weiter aufwärts mit Ihnen!" Er lachte, und der Stolz auf eine saubere chirurgische Leistung war unübersehbar.
Ich wollte reden, wollte mich bedanken – es ging auf einmal nicht! Völlig verstört versuchte ich krampfhaft, Wörter und Sätze zu bilden – nur undefinierbare Geräusche waren zu hören.
„Lassen Sie es", tröstete mich der Arzt, „in eins, zwei Tagen geht das wieder." So war es auch. Die Sprache war nur zwei Tage eingeschränkt, am dritten Tag ging es deutlich besser. Von den rechtsseitigen Lähmungserscheinungen merkte ich überhaupt nichts.
Auch die Wesensveränderungen waren zunächst nicht zu spüren. Von Tag zu Tag gewann ich mein inneres Gleichgewicht wieder zurück, und als nach acht Tagen die Wundfäden gezogen waren, die die Kopfhaut zusammengehalten hatten, war mein erster Gang in die Krankenhaus-Kapelle, um mich zu bedanken. Wie schon häufig seit einem halben Jahr blieb ich in Gedanken versunken sitzen und dachte nach.

Die Polizei – dein Freund und Helfer

Die Tage verrannen wie im Fluge. Am zwölften Tag durfte ich nach Hause. Ursula holte mich in der Mitte des Vormittags ab. So kam ich, kahlgeschoren zwar, jedoch guter Dinge zu Hause an.
Die ersten Tage nach meinem Krankenhausaufenthalt vergingen ruhig im Kreise der Familie, der Angehörigen; Nachbarn und KAB-Freunde erkundigten sich nach meinem Befinden.
Eine große Überraschung war der Besuch einer größeren Kollegengruppe aus meiner Firma. Aus einer weiteren Sammlung in der Abteilung, im Haus, bei Vertrauensleuten und Betriebsratsmitgliedern hatten sie eine vierstellige Summe zusammengebracht, die sie mir nun überreichten.
Ursula hatte Kaffee und Kuchen schon bereitstehen; offensichtlich wusste sie von dem für mich überraschenden Besuch.
Wir redeten über alles Mögliche. Unter anderem ging es um Rationalisierungvorhaben der Firma und der gesamten Branche – Entlassungen seien überall im Gespräch, auch bei der eigenen Firma, und das Betriebsklima hätte sich unter dem wachsenden wirtschaftlichen Druck von allen Seiten verschärft. Die Kollegen – es waren zwei Vertrauensleute und ein Betriebsratsmitglied dabei – versprachen mir, bei meiner Wiedereingliederung zu helfen. Ich machte aus meinen Beeinträchtigungen keinen Hehl: Die Firma müsse mit einem neuen Hausmann rechnen! Mangelnde Konzentrationsfähigkeit und schlechtes Kurzzeitgedächtnis, dazu eine deutliche Verlangsamung wären nicht wegzudiskutieren. Um dies auszugleichen, würde ich ihre Hilfe benötigen. Diese sicherten sie mir zu.
Die Kollegen waren etwa zweieinhalb Stunden bei mir. Nachdem sie sich verabschiedet hatten, gab mir Ursula eine rote Mappe, in der sie alle

Unterlagen, die mit dem Unfall zusammenhingen, gesammelt hatte, in die Hand.
„Da, lies mal, das wird dich vielleicht interessieren. Du hast dich zwar meistens dagegen gesperrt, wenn ich dir davon etwas mitteilen wollte. Aber vielleicht ist heute ein günstiger Tag. Schau dir also den Kram mal in Ruhe an."
In ihrer sachlichen Art, der Nüchternheit, die zu ihrem Wesen gehörte, hatte sie gründlich gearbeitet und alles zusammengetragen. Da waren Unterlagen der Berufsgenossenschaft, des Versorgungsamtes genauso enthalten wie der gesamte Schriftverkehr des Rechtsanwalts mit der Hilfsorganisation, mit der Staatsanwaltschaft, Vernehmungsprotokolle von Zeugen, des verdächtigten Autofahrers, Ermittlungsberichte verschiedener Polizisten und zwei Gutachten von Sachverständigen, die sie im Auftrag der Staatsanwaltschaft erstellt hatten. Auch die Mitteilung, dass die Staatsanwaltschaft die Untersuchungen eingestellt hatte, weil dem Verdächtigten nichts nachzuweisen sei, konnte ich finden.

Der Rechtsanwalt hatte besondere Passagen, die ihm bedeutsam erschienen, orangefarbig markiert; dies konnte ich bei der Lektüre des ersten Schriftstückes gleich feststellen.

Die beiden Gutachten – besonders das eine des Kraftfahrzeugvereins – brachten mich in Rage. Die Schriftstücke enthielten nur Fakten; es ging im Prinzip bei allen Unterlagen darum, einem Opel-Manta-Fahrer namens N. etwas nachzuweisen oder ihn zu entlasten.

Was von Seiten der Behörden bei dieser Fahrerfluchtgeschichte geleistet wurde, war haarsträubend. Unabhängig von den Ermittlungsberichten und den Vernehmungsprotokollen machten allein schon die beiden Sachverständigengutachten den Manta-Fahrer mehr als verdächtig.

Nach dem Studium der Unterlagen, die Ursula, Gott sei Dank, alle aufgehoben hatte, konnte ich nur sagen: Ein Glück, dass ich mich um diesen Mist, der da fabriziert wurde, um diese Zusammenballung menschlichen Unvermögens, um dieses mangelnde Engagement nicht habe kümmern müssen, dass ich bewusst die Schuldfrage außen vor gelassen bzw. mich um den Unfallverursacher nicht gekümmert habe. Meine schwere, seelisch in besonderer Weise einschneidende Zeit der so notwendigen Rehabilitationsbehandlung in Ronnerskirchen wäre so

überhaupt nicht möglich gewesen. Die Unterlagen ergaben folgende Tatsachen – zunächst auszugsweise der Bericht der Schutzpolizei:
In der Unfallnacht gegen 1.25 Uhr wurde die zuständige Polizeidienststelle von einem Verkehrsunfall mit Verletztem in der Frankfurter Straße verständigt. Der Streifenwagen S. fuhr daraufhin zur Unfallstelle. Dort angekommen, ergab sich für die Beamten folgendes Bild: ein offensichtlich schwerverletzter Mann lag ohne Bewusstsein auf der rechten Fahrbahnseite, etwa 200 m vom Beginn des Ortsteiles entfernt – vom Zentrum aus gesehen.
Ein Fahrer der Tageszeitung hatte als erster den Verletzten entdeckt und die Polizei verständigt. Der Fahrer bat die Beamten, sein Fahrzeug zu untersuchen, um sicherzustellen, dass er nicht mit dem Unfall in Verbindung gebracht werde. Das Fahrrad des Verletzten lag etwa 10 Meter vor diesem rechts im Straßengraben. Es wies erhebliche Schäden am Hinterrad und an der hinteren Radaufhängung auf. Weiterhin wurden an der Unfallstelle mehrere schwarze Teile aus Plastik gefunden, die von einem flüchtigen Fahrzeug stammen könnten. Diese Teile lagen zum größten Teil vor dem verletzten Radfahrer.
Etwas gerafft heißt es dann weiter: Der Radfahrer musste von einem Kraftfahrzeug mit erheblicher Geschwindigkeit angefahren worden sein. Aus den Beschädigungen des Fahrrades ist zu schließen, dass der Anstoß am Hinterrad erfolgte. Die Fahrtrichtung des unfallverursachenden Pkw und des Radfahrers war demnach gleich.
Die Beamten erkundigten sich dann nach der Identität des Verletzten, stellten diese an Hand der in der Aktentasche gefundenen Ausweispapiere fest und verständigten die Frau des Verletzten.
Anschließend fuhren sie mit in die Uni-Kliniken, um sich über die Verletzungen des Wilfried Hausmann zu erkundigen, den man zwischenzeitlich abtransportiert hatte. Dieser hatte folgende Verletzungen davongetragen: Schädelfraktur, Schädelbasisbruch, Gehirnquetschung, Bruch des Oberkiefers, schwere Unterschenkelfraktur. Es musste Lebensgefahr angenommen werden.
Als sie wieder im Fahrzeug waren, wurden sie von Kollegen darüber unterrichtet, dass sie zwei weitere Unfallstellen entdeckt hatten sowie am Ortsausgang ein beschädigtes Fahrzeug, das mit den beiden später festgestellten Unfallstellen in Verbindung stehen musste. Bei diesem Fahrzeug

handelte es sich um einen ockergelben Opel Manta. Die festgestellten Spuren an beiden Unfallstellen stammten von diesem Fahrzeug. Weiterhin waren an dem Fahrzeug auf der Motorhaube Blechschäden festzustellen, die von dem Aufprall eines menschlichen Körpers stammen konnten, nicht jedoch von Kollisionen mit Verkehrszeichen oder Markierungen, wie dies bei den beiden anderen aufgenommenen Unfällen der Fall war.

Der Bericht einer daraufhin durchgeführten Ermittlung beschrieb besonders ausführlich die großflächige Eindellung auf der Motorhaube und eine kleine vorne rechts. Er führte aus, dass die letztgenannte Verformung des Kotflügels nicht eindeutig auf den Unfall mit dem Radfahrer zurückzuführen sei, jedoch könnte angenommen werden, dass aufgrund der großen Beule auf der Motorhaube und des hellen Lackkratzers (weiß oder silber-metallic) am vorderen rechten Kotflügel eine Verursachung des ersten Unfalls mit dem Radfahrer Hausmann nicht auszuschließen sei. Die große Unebenheit auf der Motorhaube könnte von einer erfassten Person stammen. Der Lackkratzer wäre unter Umständen durch die Kollision mit dem Fahrrad entstanden, das silbermetallic war. Dieser Lackkratzer an dem Opel Manta konnte jedoch nicht gesichert werden.

An diesem Fahrzeug war auch der Auspuff überprüft worden; er war noch handwarm. Das Fahrzeug musste vor nicht langer Zeit gefahren worden sein.

Auf all diese Umstände hin wurde die inzwischen festgestellte Wohnung des Fahrzeughalters gewaltsam geöffnet. Der Fahrzeughalter war stark alkoholisiert und wurde vorläufig festgenommen. Er gab an, sein Fahrzeug an einen Bekannten ausgeliehen zu haben. Den Namen nannte er nicht. Der Fahrzeugschlüssel des ordnungsgemäß abgeschlossenen Fahrzeugs lag auf der Kommode in der Diele.

Ein weiterer Ermittlungsbericht erwähnte die halbrunde Einbeulung auf der Fronthaube. Er stellte ebenfalls an dem Opel Manta des N. an der rechten vorderen Seite weiße bis silbrigfarbene Spuren fest, die von dem Fahrrad Hausmanns stammen könnten. Außerdem erwähnte dieser Bericht die ausgezogene Autoradioantenne, die nach hinten weggeknickt war. Diese Beschädigung konnte nicht von den Kollisionen mit den Verkehrszeichen stammen.

Dieser Bericht beschuldigte ganz konkret den Opel-Manta-Fahrer N., den Verkehrsunfall mit dem Radfahrer Hausmann verursacht zu haben.
Er begründete das folgendermaßen:
Flucht des Verursachers nach dem Unfall mit dem Radfahrer;
Flucht des verdächtigen N. nach den Verkehrsunfällen mit den Verkehrszeichen;
nicht zu bestimmende halbrunde Beule in der Motorhaube des Manta;
weiße bis silbrige Kratzer an der vorderen Fahrzeugseite;
zeitlicher Zusammenhang der Verkehrsunfälle in bezug auf den festgestellten noch warmen Auspuff;
N. konnte keine Angaben über den Leiher seines Wagens machen; demnach ist anzunehmen, dass er den Wagen selbst gefahren hat, zumal der Fahrzeugschlüssel griffbereit auf der Kommode lag.
Beide Gutachten enthielten entlastendes, aber auch belastendes Material: Das erste Gutachten stellt lediglich fest, dass Plastikteile, unter anderem auch rote, die von dem Rücklicht des Fahrrades stammten, gefunden wurden. Die anderen Teile würden nicht zu dem Manta gehören.
Der zwischen dem ersten und zweiten Gutachten liegende Ermittlungsbericht ist ernüchternd: man hatte fast drei Monate gebraucht, um an die Farbspuren am rechten Kotflügel des Manta zu denken und diese zu sichern. Der vermutete Unfallverursacher N. gab jedoch an, das Fahrzeug sei nicht mehr in seinem Besitz; er habe es vor einigen Tagen verkauft.
Die Polizei hat offensichtlich keinerlei Versuche unternommen, den neuen Besitzer ausfindig zu machen.
Im Februar, also drei Monate nach dem Unfall, haben sich Staatsanwaltschaft und Polizei bequemt, ein weiteres Gutachten anzufordern. Ein Kraftfahrzeugverein erstellte dieses Gutachten, ohne das Fahrzeug gesehen zu haben!
Das Gutachten schloss sich in wesentlichen Passagen dem Vorgutachter an, kritisierte jedoch auch, dass dieser die Lackspuren nicht gesichert habe, was ohne weiteres möglich gewesen wäre. Der Kraftfahrzeugverein warf der Polizei weiterhin vor, dass diese nicht sofort sämtliche Opel-Ersatzteillager oder -Händler im gesamten Umfeld verständigt habe, Ersatzteile, wie sie möglicherweise nach einer solchen Kollision gebraucht

würden, nur nach Rücksprache mit der Polizei auszuhändigen oder zumindest doch die Polizei über den Bezug dieser Teile zu verständigen. Das Gutachten meinte weiter, die abgerissenen Kunststoffteile würden von einem Opel Rekord E stammen. Auch das gefundene Emblem sei an dem Manta noch befestigt gewesen. Nochmals betonte das Gutachten die unbedingte Wichtigkeit, die Farbantragung an der rechten Vorderseite des Manta zu sichern; dies hätte über Schuld oder Unschuld des Mantafahrers unwiderlegbar entschieden.

Die Lektüre der übrigen Dokumente verbesserte weder meinen Informationsstand noch änderte sie etwas an meiner Meinung. Angewidert legte ich die Mappe zur Seite und begann über das Gelesene nachzudenken.

Wer hatte das schwere Unglück verursacht?

Eine Serie von Ungereimtheiten der Ermittlungsarbeiten und der Ergebnisse war entstanden, zum größten Teil wären sie bei entsprechendem Engagement zu vermeiden gewesen. Direkte Beweise für die Schuld fehlten. Dennoch bin ich der festen Überzeugung, ich habe nicht den geringsten Zweifel, dass der Fahrer des ockergelben Manta mich fast zu Tode gefahren hatte und dann geflohen war.

Dafür sprach neben den schon genannten Fakten auch eine weitere, allerdings nicht schriftlich festgehaltene Tatsache, die den bis zum heutigen Tage nicht ausgeräumten Verdacht bestätigte: Nach Aussage eines mir und meiner Frau bekannten Polizisten wurde N. mit einem hohen Alkoholspiegel in seinem Bett liegend angetroffen. Die beiden ihm nachgewiesenen Unfälle/Sachbeschädigungen mit Fahrerflucht müssen wahrscheinlich unmittelbar nach der Kollision mit mir passiert sein; die beiden Unfallstellen bzw. Schadstellen liegen nur knapp 100 Meter auseinander.

Es gibt dazu zwei Erklärungsmöglichkeiten: Einmal könnte N. nach dem Kollidieren mit mir und dem Fahrrad einen Schock bekommen haben und die bisher mühsam vom Zentrum bis zu meinem Heimatortsteil bewahrte Konzentration verloren haben – mit der Folge der beiden anschließenden Sachbeschädigungen an den Verkehrszeichen; oder aber, der Fahrer suchte bewusst die Kollision mit den Hinweisschildern, um evtl. Spuren an seinem Fahrzeug zu verwischen.

Das Auffinden des Opel-Emblems, die Resultate des zweiten Gutachtens, die auf einen Opel Rekord E als möglichen Unfallbeteiligten oder -verursacher hinweisen – die aufgefundenen Kunststoffteile waren hier maß-

gebend – und der Trümmerbruch an meinem linken Bein lassen jedoch unter Umständen noch einen anderen Schluss zu, jedoch nur dann, wenn man den Mantafahrer N. wenigstens zum Teil entlasten möchte.
Nach Meinung verschiedener indirekt beteiligter Personen könnten an dem schweren Unfall zwei Autos beteiligt gewesen sein. Nach deren Argumentation wurde ich mit großer Wahrscheinlichkeit von dem Mantafahrer N. angefahren. Jedoch wäre es durchaus möglich, dass mich auf der auch zur Nachtzeit noch stark befahrenen Straße ein zweites Auto überfahren hat, als ich bewegungsunfähig dalag.
Nach Aussagen der behandelnden Ärzte der Universitätsklinik ist die Art des Trümmerbruchs ungewöhnlich. Zum einen wäre ein glatter Bruch von Waden- und Schienbein normal gewesen – wenn es überhaupt zu einem Bruch der Gliedmaßen gekommen wäre. Offensichtlich sei ich mit dem Kopf aufgeschlagen oder mit Gewalt gegen einen harten Gegenstand gekommen – die Ärzte wiesen dabei auf die schweren Kopfverletzungen und auf die relativ geringen übrigen „Beschädigungen" des Körpers hin. Ein solcher Sturz auf die Straße oder der Kontakt mit Frontscheibe oder Scheibenrahmen hätte jedoch nicht unbedingt zu einem Bruch des Unterschenkels führen müssen.
Der Unterschenkel war dreimal gebrochen – zweimal das Wadenbein und einmal das Schienbein. Die Fraktur des vorderen Unterschenkelteils war genau zwischen den beiden Brüchen des Wadenbeins. Der Schluss liegt nahe, dass diese Form des dreifachen Bruches nicht durch den Aufprall des Körpers auf der Straße passiert ist, sondern durch das Rad eines Fahrzeugs, das mich bzw. mein Bein überrollte.
Diese ungeheuerliche Überlegung mit der Folge der zweifachen Fahrerflucht drängt sich auf, zumal der Auslieferungsfahrer der Zeitung angab, er hätte mich erst in letzter Sekunde gesehen und nur mit knapper Not ein Überfahren verhindern können.
Dieses zweite Fahrzeug könnte durchaus der im Gutachten des Kraftfahrzeugvereins angeführte Opel Rekord E gewesen sein, der beim Überfahren bzw. bei der Kollision mit dem Fahrrad die Kunststoffteile und sein Emblem verloren haben könnte.
Für mich steht fest, dass der Mantafahrer N. der Verursacher des Unfalls war, der mich fast das Leben gekostet hat und mit dessen Folgen ich

mich heute und künftig herumschlagen muss. Das an der Unfallstelle gefundene Opel-Emblem ist kein Beweis für seine Unschuld. Das Markenzeichen kann vielleicht – auch unabhängig davon, ob ein zweites Fahrzeug beteiligt war – schon längere Zeit an der Unfallstelle gelegen haben.

N. ist durch verschiedene Fakten, die schon genannt wurden, sehr verdächtig: der hohe Alkoholspiegel und der noch handwarme Auspuff seines Wagens unterstreichen dies noch. Das Gegenteil hätte die Polizei oder der erste Sachverständige relativ einfach mit der Sicherung der Farbspuren am vorderen rechten Kotflügel des Manta und der entsprechenden Farbanalyse der sichtbaren weiß-silbrigen Kratzer beweisen können.

Die untersuchenden Beamten konnten die verdächtige Person weder überführen noch entlasten. Sie haben sich ihre Arbeit sehr einfach gemacht: das gefundene Opel-Emblem war von solcher Beweiskraft, dass andere unübersehbare Spuren zur Bedeutungslosigkeit herabgestuft und nicht weiter beachtet wurden.

Wenn jedoch der Opel-Manta als verursachendes Fahrzeug ausschied, warum wurde dann nicht zielstrebig nach dem entsprechenden Fahrzeug gesucht? Weshalb wurde erst nach drei Monaten festgestellt, welcher Fahrzeugtyp als Alternative in Frage kam? Warum wurden die Spuren an dem Manta nicht genau analysiert oder gesichert? Weshalb wurde der verdächtige Mantafahrer nicht weiter vernommen, obwohl er sich nicht nur durch seinen Alkoholspiegel und seine abenteuerliche Geschichte mit ihren Widersprüchen, sondern vor allem durch die Spuren an seinem Fahrzeug mehr als verdächtig gemacht hatte?

Wenn ihm der Unfall mit Fahrerflucht nicht nachgewiesen werden konnte, dann hätte die Polizei aus meiner Sicht die Pflicht gehabt, den verdächtigen Mann wenigstens eindeutig zu entlasten.

Die Überwindung des Schocks

Nach Lektüre der Unterlagen, die ziemlich umfangreich waren und die auch Außenstehenden einen Überblick über die tatsächlichen Vorgänge in jener Nacht vermitteln und sie den Kopf über soviel Ignoranz schütteln lassen, war ich dennoch überraschend ruhig. Etwas anderes hatte ich nicht erwartet; auch der beauftragte Rechtsanwalt empfahl, nichts weiter zu unternehmen. „Es käme sowieso nichts dabei raus!" Der Unfallverursacher war mir im Prinzip gleichgültig; ich erinnerte mich an meinen Entschluss, den ich vor einem halben Jahr in der Klinik gefasst hatte, meine Rehabilitation nicht durch emotionale Belastungen zu blockieren. Sicherlich habe ich nach dem Vorgefallenen nicht die beste Meinung von den beteiligten Behörden. Die zusammengestellten Unterlagen waren nicht in der Lage, meine vorgefasste negative Auffsssung zu entkräften, sie bestätigten sie im Gegenteil. Es lohnte sich nicht, auch noch einen Gedanken an die Angelegenheit zu verschwenden.
Die rote Mape übergab ich dann wieder meiner Frau, die mich fragend ansah. Ich zuckte lediglich mit den Schultern und bedeutete ihr, dass es Wichtigeres gebe, ging dann hinaus auf die Terrasse und beschäftigte mich mit liegengebliebenen Arbeiten.
Bei meinen Aktivitäten rund ums Haus und im Garten kam ich ständig an der Rückwand unserer Garage vorbei. Dort hatte ich im Herbst vergangenen Jahres, kurz vor dem schlimmen Ereignis, eine provisorische Überdachung gebastelt, eine Unterstellmöglichkeit für die Fahrräder der Familie, damit sie wenigstens notdürftig vor der winterlichen Nässe geschützt waren. Aus Platzgründen waren sie zum Teil senkrecht aufgerichtet.

Mein fast neues Sportrad vermisste ich natürlich nicht; das völlig zerstörte Rad war noch beim Sachverständigen, der das erste Gutachten für die Staatsanwaltschaft erstellt hatte. Das alternative ältere Vehikel, das seit geraumer Zeit unbenutzt und als Reserverad inmitten der anderen Räder auf dem Ständer platziert war, zog mich wie ein Magnet an.
Es war eine Art Hass-Liebe zu dem leblosen Verkehrsmittel. Wiederholt war ich davor stehengeblieben und hatte über meinen Entschluss nachgedacht, niemals mehr ein Fahrrad zu besteigen. In meiner Unsicherheit überlegte ich schon seit Tagen: Ist dieser Entschluss richtig, rein praktisch durchführbar, psychisch empfehlenswert oder dient er nur als Alibi? Wie komme ich künftig zum Bahnhof – bei diesen mehr als dürftigen Verkehrsverbindungen –, und wie komme ich vor allem nach der Spätschicht wieder nach Hause?
Immer wieder hatte ich früher gegenüber Ursula argumentiert, dass es absoluter Blödsinn sei, das Familienauto am Bahnhof oder in dessen Nähe zu parken, wenn es doch zu Hause ständig gebraucht würde. Dieses Argument galt immer noch. Sicher, Ursula konnte mich zum Bahnhof bringen und nachts auch wieder abholen. Den Gedanken verwarf ich sofort. Regelmäßig war das überhaupt nicht durchführbar! Die freie Zeiteinteilung meiner Frau war schon Grund genug, diese Möglichkeit auszuschließen – das nächtliche Abholen war aus mehreren Gründen nicht zu verantworten.
Gedankenversunken ging ich ums Haus herum und blieb erneut vor den Rädern stehen. Nie mehr mit dem Fahrrad? Es war die verständliche Angst, die den Entschluss nach dieser schlimmen Geschichte hatte entstehen lassen, das stand außer Zweifel. Natürlich wusste ich, dass zu einer Wiederherstellung des ganzen Wilfried Hausmann auch die Überwindung meiner Angst gehörte, oder sollte künftig die Furcht vor einer erneuten Katastrophe bei einer Radfahrt so über mich bestimmen, so dominierend sein?
Nun überlegte ich neu: Die begreifliche und zu natürliche Abwehr, die Scheu vor jeder Fahrt mit einem Fahrrad konnte ich nur überwinden, indem ich diese Angst ignorierte und einfach ein Stück mit meinem älteren Rad fuhr. Es war mir völlig klar: Das Ungetüm Fahrrad konnte ich nur durch einen simplen Gebrauch desselben in den Griff bekommen.

Einer plötzlichen Regung folgend, nahm ich das Fahrrad und schob es nach vorne auf die Straße, die zu dieser Zeit wenig befahren war – es konnte vom Verkehrsaufkommen her eigentlich wenig passieren.
Die psychische Barriere galt es jedoch nach wie vor zu überwinden. Es war keineswegs einfach, die Angst beiseite zu lassen und sich aufs Fahrrad zu schwingen. In meinem Inneren tobte ein schwerer Kampf, und es war nicht innerhalb von Sekunden entschieden, ob der nüchterne Verstand oder die Angst die Oberhand behalten würde. Instinktiv spürte ich, dass es in diesem Augenblick um eine wichtige „Wegkreuzung" ging, die mich prägen und mir die alles entscheidende Richtung zeigen sollte.
Trotz erheblicher innerer Kämpfe stieg ich dann in den Sattel, die zunächst noch auftretenden Unsicherheiten nicht beachtend. Am Ende der Straße hatte ich mich und das Rad wieder unter Kontrolle; auch das Absteigen unmittelbar vor unserem Haus funktionierte reibungslos. Von diesem Augenblick an hatte ich keine Angst mehr vor dem Radfahren.
Mit meiner kurzen Fahrt, die gut endete, hatte ich die Furcht vor dem „Horror-Instrument" Fahrrad besiegt. Nachbarn und Bekannte, die nun den fast kahlköpfigen Wilfried Hausmann wieder wie früher mit dem Fahrrad durch den Ort fahren sahen, trauten zunächst ihren Augen nicht, schüttelten teils verwundert, teils verständnislos den Kopf.
Am gleichen Abend dachte ich noch einmal über den inneren Kampf und den guten Ausgang des kleinen Abenteuers nach. Ich nahm mir vor, bei passender Gelegenheit dem Teufel auf den Schwanz zu treten und mit dem älteren Fahrrad auch noch zu einer ruhigeren Verkehrszeit direkt an der Unfallstelle vorüber zu fahren. Einige Tage später setzte ich mein Vorhaben in die Tat um.
Von nun an war ich wie früher pausenlos mit dem älteren Fahrrad unterwegs, zunächst nur im Ort. Einmal riskierte ich gar eine Fahrt zum Bahnhof, den ich früher immer morgens und mittags ansteuerte und am Abend oder in der Nacht wieder verließ, um nach Hause zu kommen.
Allerdings befuhr ich eine Strecke abseits der vom öffentlichen Verkehr benutzten Straßen.

Rückkehr nach Ronnerskirchen

Inzwischen gingen die Tage und Wochen herum – es kam kein Signal von der Neurologischen Klinik Ronnerskirchen, dass ein Platz für mich frei sei. Dr. Bugner hatte also recht gehabt, als er prophezeite, bis ich zur Regeneration erneut nach Ronnerskirchen komme, könne dauern.
Die Zeit nutzte ich zu Hause mit leichten Arbeiten, die schon lange auf Erledigung warteten, oder mit Organisatorischem, das dringend gemacht werden musste – obwohl Ursula das Unaufschiebbare bereits geregelt hatte. Sie hatte zudem die von mir hinterlassene Unordnung in den zum Haus und Haushalt gehörenden Akten und Schriftstücken „durchgeforstet", hatte neue Ordner angelegt und alles nach ihrem System abgeheftet und aufgeräumt. Sie bat auch darum, ich solle das künftig ihr überlassen, „sonst wäre nach kurzer Zeit der alte chaotische Zustand wiederhergestellt".
Eines Tages war es dann soweit: Ein Mietwagen brachte mich wieder nach Ronnerskirchen.
Die Voraussetzungen waren allerdings ganz anders als beim ersten Mal. Es war lediglich ein relativ kurzer Regenerationsaufenthalt vorgesehen. Die geistige und körperliche Rehabilitation war im Grunde abgeschlossen. Meine psychische Situation war ausgeglichen: abwartend, relativ zufrieden. Ein Dreivierteljahr war vergangen, neun Monate des Lebens, um die ich nicht zu beneiden war.
Natürlich nahm ich sofort wieder an den Therapien teil. Dennoch glaubte ich in der CL-Therapie bei Frau Triebach eine neue Dimension der Leistungsfähigkeit zu erkennen. Die Therapeutin hatte mich in einer völlig anderen Gruppe untergebracht. Das CL-Training war gegenüber dem früheren grundverschieden: Denksportaufgaben wurden gelöst, schnelle Auffassung geübt, auf ständig wechselnde Situationen

theoretisch reagiert – andere, direkte Leistungsanforderungen kamen nur noch selten vor. Vielleicht war es auch tatsächlich so, dass das Hämatom eine Barriere dargestellt hatte, und nach seiner Entfernung eröffneten sich neue Möglichkeiten. Das CL-Training nahm ich nach wie vor engagiert, jedoch mit einer spielerischen Leichtigkeit hin.

In dieser Regenerationszeit kam es zu einem Ereignis, das mir bis zum heutigen Tag Grund zum Nachdenken gibt: Bei meinem morgendlichen Gang auf die andere Straßenseite zum Frühstück sah ich einen Mitpatienten, der offensichtlich ganz neu war. Er wurde von Schwester Hiltrud geführt, hatte Sprachstörungen, konnte nur mühsam gehen, der Arm hing ihm bewegungslos auf der linken Seite herunter. Zudem hatte der Mann einen apathischen, völlig geistesabwesenden, ja leeren Gesichtsausdruck.

Auf meinen fragenden Blick reagierte die sympathische Schwester zunächst zurückhaltend. Diese Zurückhaltung gab sie nach dem Frühstück teilweise auf.

Sie erklärte mir, dieser Mann habe die schwerste Hirnschädigung aller derzeitigen Patienten der Neurologischen Klinik Ronnerskirchen. Sie sagte noch etwas von einem Alkohol-Exzess und dass das Unglück auf einem der zahlreichen Richtfeste beim Bau von Wohnhäusern passiert sei. Dann schwieg sie mit dem Hinweis, dass sie schon zuviel gesagt habe – das dürfe sie eigentlich nicht.

Aus dieser Kurzinformation und den anschließenden Gerüchten, die auch in der Neurologischen Klinik immer wieder entstanden, kam folgendes heraus: Christian Bauer – wie der Mann hieß – war Polier bei einer großen Baufirma. Beim Richtfest eines Bürogebäudes hatte er Alkohol in unglaublichen Mengen getrunken, war anschließend ins Freie getorkelt und in der ziemlich kalten Frühherbstnacht irgendwo zusammengebrochen liegengeblieben. Erst nach Stunden hatte man ihn vermisst.

Das Auspumpen des Magens geschah viel zu spät. Der Alkohol, die Unterkühlung und wahrscheinlich ähnliche Exzesse in der Vergangenheit hatten Schäden angerichtet, die nicht mehr zu korrigieren waren.

Christian Bauer wurde einen Tag später bereits in eine psychiatrische Klinik eingeliefert, weil er nicht „therapiefähig" war.

Ähnliches hatte ich in meiner ersten Ronnerskirchener Zeit niemals erlebt. Wenn ich heute Betrunkene sehe und dabei bedenke, dass bei

jedem Vollrausch unzählige Hirnzellen geschädigt werden, sehe ich immer Christian Bauer vor mir – in seiner Hilflosigkeit.
Diese Begebenheit war der einzige Schatten, der auf die zweite Ronnerskirchener Zeit fiel. Natürlich ging ich viel spazieren, erholte mich gut, tat viel für meine Reflexe und gegen meine noch deutlich spürbare Verlangsamung, indem ich öfters in der Schulturnhalle mit den Jugendlichen des Ronnerskirchener Tischtennisvereins trainierte. Eine deutliche Verbesserung glaubte ich zu verspüren. Meine Haare wuchsen in dieser Zeit nach.
Auch in den Therapien machte es Spaß – bei Frau Siegmann ging es in der Gymnastik sehr lebhaft zu, Frau Hertlein ließ mich viel auf der elektrischen Schreibmaschine schreiben.
Die wesentlichen Fortschritte habe ich aus meiner Sicht jedoch – das kann ich heute mit Sicherheit sagen – Frau Triebach und ihrem CL-Training zu verdanken. Das gezielte cerebrale Leistungstraining der Therapeutin eröffnete mir völlig neue Möglichkeiten – und natürlich auch eigene Initiativen.
Ein besonders gutes Verhältnis habe ich bis zum heutigen Tag zu Chefarzt Dr. Bugner. Niemals werde ich ihm vergessen, wie er über seinen „eigenen Schatten" gesprungen ist, indem er eine für mich außerordentlich schmerzliche Entscheidung traf, die mich besonders seelisch schwerstens erschütterte, die jedoch vom medizinischen Standpunkt aus unglaublich wichtig war.
Dr. Bugner hat als Neurologe und Psychiater vage Aussagen von mir – das Klagen über Kopfschmerzen – zum Anlass genommen, um nach dem Abschluss der Rehabilitationsbehandlung sicherheitshalber eine Computer-Tomographie machen zu lassen. Er hatte einen klaren Verdacht, davon muss ich heute ausgehen. Diesen Verdacht hat er gegenüber den untersuchenden Ärzten in der benachbarten Universitätsklinik mit Sicherheit auch geäußert. Man wusste also, wonach man zu suchen hatte.
Zu Hause hat mich später Reinhard darüber informiert, dass es nach einer contusio cerebri – einer Gehirnquetschung – zu Nachblutungen kommen kann. Es gab jedoch für das Vorhandensein des subduralen Hämatoms nicht den geringsten Beweis, lediglich einen Verdacht wegen der in letzter Zeit aufgetretenen Kopfschmerzen. Das bei der Aufnahme in Ronnerskirchen vorliegende Ergebnis der Computer-Tomographie der Universitätsklinik zeigte ja keinerlei Blutung!

Das alles waren schon aus dieser Sicht ganz andere Voraussetzungen für meinen zweiten Aufenthalt. Die Notwendigkeit des letztlich abschließenden Aufenthalts in der Neurologischen Klinik Ronnerskirchen könnte gegebenenfalls oder möglicherweise auch als Rechtfertigung gegenüber den Zahlungsträgern notwendig sein. Aus ärztlicher Sicht war er offensichtlich auch mehr zu Regeneration, zur Erholung nach der schweren Operation gedacht.

Trigeminus-Neuralgie

In diese Phase der Gelassenheit, des Abwartens, des Erholens, mit täglichen Therapien – CL, Krankengymnastik, Ergo – fiel ein neuer, bitterer Wermutstropfen.
Ich erlebte plötzlich rechtsseitige Kopfschmerzen in einer unglaublichen Heftigkeit; die Beschwerden vor der Gehirnoperation waren dagegen nur ein leichter Druck. Diese neuen Schmerzen ebbten genauso plötzlich wieder ab, wie sie gekommen waren. Vierzig Minuten später wiederholte sich der Zustand.
Von nun an hatte ich keine Ruhe mehr. Achtmal am Tag – ich konnte fast die Uhr danach stellen – erschütterten mich wahnsinnige Schmerzen. Sie zogen sich vom Hinterkopf über den gesamten Scheitel bis hin zum Kinn. Das Erstaunliche an diesen fürchterlichen Beschwerden war, dass sie zwar mein Gesamtbefinden, meinen körperlichen Zustand schwerstens tangierten – zeitweise war ich nicht in der Lage, einen klaren Gedanken zu fassen. Dennoch wurde meine Psyche nur am Rande betroffen.
Es gab nicht mehr diese tiefste Depression, diesen erneuten Verlust des Selbstwertgefühls, die Schwermut oder auch undefinierbare Melancholie. Die grausamen Schmerzen ließen erstaunlicherweise meine Psyche in Ruhe. Selbstverständlich informierte ich Dr. Bugner über die neuen Beschwerden, insbesondere über diese wellenartige Erscheinungsform. Er verheimlichte mir nichts; wahrscheinlich merkte er, dass ich psychisch in ungleich besserer Verfassung war als vor der Operation.
Er wies mich darauf hin, dass ich längere Zeit mit diesen Schmerzen leben müsse. In irgendeiner Weise würde der Trigeminus, der Haupt- oder auch Gesichtsnerv, der auf beiden Hälften des Kopfes verläuft,

tangiert. Die beiden Nervenstränge wären jeweils vom Hinterkopf über den Schädel, das gesamte Gesicht, Ober- und Unterkiefer bis zum Kinn platziert. Dass bei der Operation irgend etwas schief gelaufen sei, schloss er ausdrücklich aus. Diese Schmerzformen gebe es des öfteren nach solch schweren Operationen. Dies wäre keine kurzfristige Angelegenheit, betonte er nachdrücklich.

Die Trigeminus-Neuralgie trat im Laufe des zweiten Ronnerskirchener Aufenthalts in sechs periodisch wiederkehrenden Schüben auf. Als ich dann nach sechs Wochen wieder nach Hause fuhr – Ursula holte mich diesmal ab –, war ich keineswegs beschwerdefrei. Es war sehr schlimm – die zeitlichen Abstände variierten zwar manchmal, dennoch musste ich Tag für Tag mit diesen Schmerzen leben.

Auch Kopfschmerztabletten halfen nicht wesentlich. Da die Beschwerden nach etwa 20 Minuten von selbst abebbten, war es auch sinnlos, die Schmerzen mit Hilfe von Tabletten abzumildern. Es blieb mir nichts anderes übrig, als sie auszuhalten.

Ablenkungsmanöver jeglicher Art, Spaziergänge in frischer Luft, oder auch eine Debatte mit den Kindern, ein Geplauder mit Ursula – nichts half. Oft war es so, dass mitten im Satz ein neuer Schub kam und ich mir gequält an den Kopf griff.

Arbeitsbeginn bei verminderter Belastbarkeit

Bei einem Besuch meiner Firma, der Kollegenschaft und des Betriebsrats erfuhr ich, wie sich Geschäftsleitung und Arbeitnehmervertretung meine Wiedereingliederung in den Arbeitsprozess vorstellten.
Inzwischen waren auch von der Berufsgenossenschaft die Weichen gestellt worden. Ein Mann übernahm die persönliche und fachliche Betreuung; ihn konnte ich jederzeit anrufen, und er führte auch mit den verantwortlichen Leuten an meiner Arbeitsstelle verbindliche Gespräche in meinem Sinne.
Durch seine Initiative sollte ich zunächst täglich vier Stunden arbeiten – ohne Schichtdienst. Die Arbeitszeit sollte langsam gesteigert werden. Auch über meinen Stundenlohn wurde eine Regelung getroffen. Zwischen dem Betriebsratsvorsitzenden, dem Mann der Berufsgenossenschaft, dem Schwerbehinderten-Vertrauensmann und der Geschäftsleitung wurde vereinbart, dass ich bei reduzierter Arbeitszeit zunächst lediglich Tariflohn bekommen sollte. Dies war wegen meiner akuten Verlangsamung durchaus akzeptabel. Nach der vollen Arbeitszeit und einer schrittweisen Leistungssteigerung bekäme ich wieder meinen alten Lohn, wurde mir zugesichert.
So kam der erste Arbeitstag heran. Ein ganzes Jahr war ich arbeitsunfähig gewesen.
Bei Arbeitsbeginn wurde ich sofort ins Büro des Produktionsleiters bestellt. Der Abteilungsleiter empfing mich zuvor überraschend reserviert, sagte dann etwas freundlicher, jedoch mit gespreizter Autorität: „Man

wünscht den Herrn Hausmann zu sprechen!" Dann weniger förmlich und mit gezwungen wirkendem, kollegialem Unterton: „Also geh' schon und bleib' nicht gar zu lange. Der Betriebsrat will dich auch noch sehen, dann sollst du noch zum Schwerbehinderten-Beauftragten der Geschäftsleitung kommen – ein bisschen Arbeit haben wir auch noch für dich!"

Sofort dachte ich an die Psychologische Gesprächsrunde in Ronnerskirchen und an Rolf. Der hatte gewisse Schwierigkeiten vorausgesagt, und ich hatte sie für meinen Arbeitsplatz nicht akzeptieren wollen. Allerdings waren die eben vernommenen Töne noch kein Beweis, dass meine absolute Zuversicht von damals nicht berechtigt war.

Die in Ronnerskirchen etwas provokativ geäußerte Auffassung, in meinem Laden würde alles bestens laufen, stützte sich auf die Solidarität der Kollegenschaft, auf das Bewusstsein, dass die Arbeitnehmervertretung hinter mir stand. Betriebsräte und Vertrauensleute hatten mir mehrmals ihre Unterstützung zugesichert.

Bei meinen Kollegen an der Werkbank fühlte ich mich auch wohl. Hier gab es in vielen Bereichen gleiches Denken, unter Umständen auch ungebremste Impulse, die sich vehement gegen irgendeine Ungerechtigkeit wehrten, kritische Gedanken, die nicht unterdrückt wurden – nur weil man der „anderen Seite" nicht auf die Füße treten wollte, und es gab auch ein „sauberes, ordentliches Gesicht", wenn man morgens in den Spiegel schaute.

In diesem Gebäude, in dieser kleinen Metallfabrik war mein zweites Zuhause. Die Kollegen akzeptierten mich, obwohl sie generell mit der Kirche, speziell mit der katholischen, „nichts am Hut" haben wollten. Der Wilfried Hausmann wurde auch nicht als Außenseiter betrachtet, sondern als einer der ihren – wie hundert andere. Vielleicht – ich weiß es nicht genau – galt auch die Tatsache etwas bei ihnen, dass ich bei manchen Gelegenheiten durchaus „Flagge zeigte", mich nicht hinter fadenscheinigen Begründungen versteckte, sondern gewerkschaftlich wie religiös zu argumentieren wusste.

Die beiden großzügigen Sammlungen kamen deshalb auch nicht von ungefähr zustande, obwohl ich genau wusste, dass eine solche Hilfsaktion bei jedem anderen Kollegen gelaufen wäre. Betriebsräte und Vertrauensleute waren bei derartigen Aktionen die Initiatoren; sie brachten entspre-

chendes Gefühl für soziale Aktionen ein und konnten dann das vorhandene Solidaritätspotential in Bewegung setzen. Die Motivationen lagen auf der Hand: Arbeitnehmervertretung und Kollegenschaft konnten sicher sein; in ähnlicher Situation hätte ich mich niemals ausgeschlossen.
So ging ich in Gedanken versunken in den dritten Stock. Unterwegs sagte plötzlich jemand zu mir: „Ach, der Herr Hausmann! Wieder von den Toten auferstanden?"
Es war Herr Kübel, einer der Geschäftsführer, der mich überraschenderweise damals im Krankenhaus besucht hatte, über dessen Besuch ich mir tagelang den Kopf zerbrach und die Lösung für diese überaus ungewöhnliche Geste erst später in Ronnerskirchen fand. Herr Kübel, der den stumm an ihm vorüberstolpernden Mitarbeiter Hausmann im Treppenhaus ansprach, wollte natürlich wissen, wie es mir gehe. Inzwischen wusste ich auch ziemlich genau, wie der Mann in seiner sozialen Gesinnung einzuschätzen war. Die Frage: „Wie geht es Ihnen, Herr Hausmann? Ist alles wieder in Ordnung?" war nicht nur aus höflichem Interesse gestellt worden, sondern aus einem ganz gezielten und sich dem Mann aufdrängenden Mitgefühl.
Die Frage konnte ich nur mit: „Nein, Herr Kübel, es ist nicht alles in Ordnung", beantworten. Dann schilderte ich ihm die Trigenimus-Neuralgie, die mich nicht ruhen ließ und die mit Sicherheit auch noch längere Zeit ihre Aktivität entfalten würde. Das sei mir prophezeit worden. Es wäre ganz schlimm.
„Sie wissen, wo Sie mich finden können, Herr Hausmann. Wenn ich Ihnen helfen kann, kommen Sie ganz einfach zu mir."
Für das freundliche Angebot bedankte ich mich und erklärte, zunächst würde ich versuchen, mir selbst zu helfen. Es müsse irgendwie weitergehen.
Der Produktionsleiter erwartete mich schon. „Na, da sind Sie ja endlich, Sie Ausreißer – ein ganzes Jahr haben wir auf Sie warten müssen! Machen Sie so etwas nicht noch einmal." Mit gutmütigem Spott begann er ein ernstes, dennoch einfühlsames Gespräch.
Diese Form, dieses Gespür für eine nicht einfache Situation hatte ich dem Mann nicht zugetraut. Es hatte vor meinem Unfall mehrere Auseinandersetzungen mit ihm gegeben, weil ich mich unverblümt und auch ungefragt zu bestimmten Fakten geäußert hatte, und das hatte ihm über-

haupt nicht gefallen. Auch das offene Parteiergreifen für gewählte Vertrauensleute in einer konträren Angelegenheit missfiel ihm. Deshalb war ich über diese Gesprächseinleitung mehr als nur verwundert.

Der Produktionsleiter führte dann zunächst aus, dass dies eine schlimme Sache gewesen sei und dass man lange nicht sicher war, ob ich jemals wiederkommen würde. Die Firma habe nun eine Fürsorgepflicht zu erfüllen; ich sei fast zwanzig Jahre im Haus, habe den Wegeunfall nach Beendigung meiner Arbeitszeit erlitten – es sei kein Unfall in meiner Freizeit gewesen. Dies verstärke noch die Verantwortung der Geschäftsleitung für mich.

Es folgten dann eine Serie von Zusicherungen und Goodwill-Gesten. Dann wurde er konkret: „Um es ganz klar und deutlich zu sagen – ich bin dazu von der Geschäftsleitung autorisiert worden, um Ihnen das mitzuteilen: Herr Hausmann, sie werden bei uns hier vorerst nicht als ‚Produktionseinheit' geführt! Wenn es Ihnen nicht gut geht – ich habe gehört, Sie hätten noch sehr belästigende Schmerzschübe, und zwar täglich mehrmals –, dann gehen sie in die Kantine, trinken eine Tasse Kaffee oder Milch und bleiben so lange oben, bis es wieder geht. Die Kooperation zwischen Betriebsrat, Geschäftsleitung, Berufsgenossenschaft und der Produktionsleitung hat inzwischen einen sogenannten Stufenplan für Sie ausgearbeitet. Vielleicht haben Sie davon erfahren."

Von ihm hörte ich dann offiziell, wie der Stufenplan aussah: Ich sollte zunächst vier Stunden, dann sechs und später normal arbeiten – ohne Spät- oder Nachtschicht. Selbstverständlich würde alles von meiner weiteren Gesundung abhängen. Allerdings gewähre man mir für diese Übergangszeit lediglich den Tariflohn; er hoffe, dass ich das einsehen würde. Sobald ich in der Lage sei, wieder einigermaßen im Produktionsprozess mitzuwirken, bekäme ich den ursprünglichen Lohn wieder – also Tariflohn plus Leistungszulage.

„Und noch etwas: Ihre Umschulung zum CNC-Automatenbediener wird zunächst zurückgestellt. Sie werden nicht vergessen! Es ist aber sicher besser, noch etwas damit zu warten. Sollten Sie irgendwelche Schwierigkeiten haben – in Ihrer Abteilung, meine ich –, kommen Sie ruhig zu mir. Ich helfe Ihnen gern. Alles Gute!" Mit einem freundlichen Händedruck wurde ich verabschiedet.

Draußen auf dem Gang zum Treppenhaus begann ich zu überlegen: Was ging hier vor? Natürlich wusste ich genau, in welcher Firma ich angestellt war. Schließlich hatte ich nicht ohne Grund diesen Arbeitsplatz vor zwanzig Jahren erneut angetreten – nach einem kurzen Gastspiel früher. Seit dieser Zeit, unabhängig von meiner eigenen Geschichte, wusste ich, dass dies ein Top-Laden war.

In der psychologischen Gesprächsrunde in Ronnerskirchen hatte ich auch noch später darauf hingewiesen, dass ich eigentlich keine Angst zu haben bräuchte. Dies wurde nun in vollem Umfang bestätigt! Dass man mir wahrscheinlich in irgendeiner Form helfen würde, war mir von Anfang an eigentlich klar. Und dass man mich zumindest in der ersten Zeit wie ein rohes Ei behandeln würde, konnte ich zur Not noch erahnen. Aber solche Hilfestellungen waren eine echte Überraschung!

Die praktizierte oder zugesagte Großzügigkeit auf allen Ebenen in irgendeiner Weise auszunutzen, lag mir nicht. Deahalb bat ich den Betriebsratsvorsitzenden, zu dem ich mich nun begab, den Abteilungsleiter anzurufen, um ihm Bescheid zu sagen, dass ich nun bei ihm sei.

Klaus Bachmann, der mich in der Uniklinik und in Ronnerskirchen besucht hatte, wunderte sich und telefonierte mit dem Abteilungsleiter.

„Mensch, prima, Wilfried, dass du endlich wieder da bist. Selbstverständlich helfen wir dir, so gut wir können", dabei schüttelte er mir in kollegialer Verbundenheit zur Begrüßung die Hand.

Ich schilderte ihm alles, was sich seit seinem Besuch in Ronnerskirchen in der Neurologischen Klinik zugetragen hatte.

„Ich habe noch enorme Schwierigkeiten!" Nicht nur die Trigeminus-Neuralgie, die akute Verlangsamung, die mangelnde Konzentrationsfähigkeit – sondern auch das gestörte Kurzzeitgedächtnis verschwieg ich ihm nicht. Mit den psychischen Problemen hielt ich mich wohlweislich zurück.

„Das ist ja ein ganz schöner Katalog, den du da aufzählst, Wilfried!"
Der Betriebsratsvorsitzende war jedoch optimistisch und meinte – nicht ohne Stolz –, das sei ein sozialer Betrieb; wenn ich es hier nicht schaffen würde, dann nirgendwo.

„So einfach, wie du glaubst, wird das für mich nicht sein, Klaus. Ich brauch' eure Unterstützung."

Der Betriebsratsvorsitzende winkte ab. „Das kriegen wir schon hin." Als ich das Betriebsratsbüro verließ, rief er mir nach: „Halt die Ohren steif, Wilfried, wir werden das Kind schon schaukeln!"
Der Schwerbehinderten-Beauftragte der Geschäftsleitung, zu dem ich am Schluss meiner Antrittsbesuche ging, bestätigte mir lediglich die Maßnahmen, die ich bereits erfahren hatte.
Etwas neugierig geworden, fragte ich ihn, was das alles zu bedeuten hätte.
„Nichts, Herr Hausmann! Sie sind zwanzig Jahre in dieser Firma und fragen mich, was das alles soll? Dieses Unternehmen hat einen ausgezeichneten Ruf als sozialer Betrieb. Wir können nicht nur dauernd von sozialer Gesinnung reden, wir müssen auch etwas dafür tun. Unser Ruf ist auch eine Verpflichtung. Das Haus hat im gesamten Umfeld die niedrigste Fluktuationsrate. Glauben Sie etwa, das käme von ungefähr?"
Es gebe in diesem Unternehmen glücklicherweise eine gute Zusammenarbeit zwischen Geschäftsleitung und Arbeitnehmervertretung. Der Betriebsrat sei außerordentlich stark, das wisse ich doch! Bei einem Organisationsgrad von 98 Prozent der gewerblichen Mitarbeiter in der IG Metall sei das auch kein Wunder.
„Seien Sie froh, dass Ihnen diese üble Geschichte bei uns passiert ist und nicht bei einem kleinen ‚Krauterer' in der Provinz! Dann wäre nicht nur Ihr Berufsleben zu Ende!"
Meine Aufgabe sei es nun, es zu schaffen. Dies sei für alle engagierten Leute im Haus, die sich wahrlich für mich eingesetzt hätten, auch eine Bestätigung, eine Genugtuung. Sicherlich wisse ich inzwischen, dass nichts ohne eigenen Willen läuft – überhaupt nichts! Es werde mir auf allen Ebenen geholfen – ich müsse mir aber auch helfen lassen!
Er schüttelte mir dann die Hand und wünschte alles Gute.
Während ich zurück in meine Abteilung ging, überlegte ich erneut: Das Gespräch mit dem Schwerbehinderten-Beauftragten der Geschäftsleitung war sehr aufschlussreich. Bisher hatte ich lediglich eine Vermutung, nun glaubte ich den Beweis dafür zu haben, weshalb mich der Geschäftsführer, Herr Kübel, in der Klinik besucht hatte: Die Geschäftsleitung konnte schlecht hinter den großartigen Aktionen der Arbeitnehmerseite zurückstehen und zur Tagesordnung übergehen. Dann hätte sie sich ziemlich unglaubwürdig gemacht.

Der Schwerbehinderten-Beauftragte hatte auch von einer Zusammenarbeit zwischen Betriebsrat und Geschäftsleitung gesprochen. Wer der Betriebsrat in unserem Haus war, wusste ich. Es waren 15 Kolleginnen und Kollegen in der Arbeitnehmervertretung; in diesem Gremium wurden die sozialen Akzente gesetzt – Klaus Bachmann war häufig der Initiator. Andere Situationen hatten dies in der Vergangenheit noch deutlicher bewiesen.
Inzwischen war ich wieder in meiner Abteilung angelangt.
Der Abteilungsleiter wies mir wieder einen Arbeitsplatz zu. Er gab mir auch einige einfache Fräs- und Bohrarbeiten, die ich zwar langsam, aber dennoch einwandfrei erledigen konnte.
Am späten Nachmittag, eine halbe Stunde vor dem Ende meiner ersten Vier-Stunden-Arbeitszeit wollte er mich offensichtlich testen, oder aber ich fühlte mich durch die besondere Leistungsanforderung unter Druck gesetzt.
Es war aus einem Metallstück ein Bauteil für ein Gehäuse zu fertigen – als Muster für die Serienfertigung. Dazu musste mit Hilfe der Drehmaschine das Stück Metall an einer Stelle plan gedreht werden. Diese Arbeit wäre vor dem Unfall überhaupt kein Problem gewesen.
Die Maschine lief, das geschärfte Werkzeug war eingespannt und ich wollte gerade anfangen, an dem Metall die ersten Späne abzunehmen, als mir der Kollege Sauer zuflüsterte, ohne dass es jemand gemerkt hat: „Mensch, Wilfried, du hast die Kühlflüssigkeit vergessen!"
Es war mir völlig klar, was das im Extremfall bedeutet hätte: Drehmaschine reparaturbedürftig, Metallstück unbrauchbar und Werkzeug ausgeglüht – ein ziemlicher Schaden!
Schweigend bedankte ich mich, indem ich ihm einen sanften Schlag auf die Schulter gab. Später, als niemand in der Nähe war, sagte ich zu ihm: „Du bist ein Prachtkerl, Hermann! Ohne dich hätte ich schweren Mist verbockt!"
Ich bat ihn, mir künftig ein bisschen auf die Finger zu schauen, weil ich viel vergesse. Er winkte ab, was bei ihm heißen sollte: Mach dir keine Sorgen!
Auch in der Folgezeit kam noch einiges vor, was auf mangelnde Konzentrationsfähigkeit oder Vergesslichkeit zurückzuführen war. Hermann Sauer und von ihm offenbar sehr dezent informierte Kollegen

halfen mir mehrfach, es kam nicht das geringste vor oder es fiel zumindest nicht auf. Lediglich für einige Arbeiten brauchte ich zuviel Zeit.
Es gab jedoch auch Zwischenfälle, die sehr böse waren. Sie wurden durch Kollegen ausgelöst, die mir schon in der Vergangenheit nicht wohlgesonnen waren und die jetzt offensichtlich glaubten, sie könnten ihr Mütchen an einem Hirngeschädigten kühlen. Beim ersten derartigen Konflikt habe ich mit eiserner Energie auf die Zähne gebissen und den Brocken, der mich zu ersticken drohte, hinuntergeschluckt. Bei der zweiten Auseinandersetzung mit dem gleichen Mann, Kollege kann man da kaum sagen, bin ich etwas ausgerastet. Zusätzlich habe ich dann Fraktur mit einigen Leuten geredet: Nicht eine einzige Anspielung, direkt oder indiekt, würde ich noch hinnehmen. Das gelte für jeden. Auch jede unterschwellige Andeutung würde ich als Diskriminierung auslegen und alle betriebsverfassungsrechtlichen Schritte einleiten.
Anders geartet, in seinen Auswirkungen wesentlich tiefgreifender, ja verletzender war das Verhalten eines anderen Mitarbeiters, der auf der linken Seite neben mir am Werktisch stand. Die maßlose Arroganz des Facharbeiters hatte mich zunächst verwundert, dann jedoch ziemlich empört.
Es mag sein, dass meine Fragen oder Äußerungen in fachlicher Hinsicht und bezüglich der neuen Technik den Mann provozierten. In ihrer Banalität erinnerten sie unter Umständen an das Ersuchen eines Grundschülers, der immer wieder aufs Neue von einem Gymnasiasten längst bekannte Weisheiten erläutert haben will. Häufig wusste ich jedoch tatsächlich nur notdürftig Bescheid, und Karlheinz Roth glaubte mich darauf hinweisen zu müssen, dass ich die Informationen durchaus in meinem Handbuch nachlesen könnte – man müsse allerdings ab und zu auch mal hineinschauen.
Irgendwann hielt ich's nicht mehr aus und bedeutete ihm, er könne seine Weisheiten für sich behalten. Einige Tage blieb das Verhältnis auch von meiner Seite unterkühlt – dann aber glaubte ich, Anzeichen zu erkennen, dass Roth doch zu einer Änderung seiner Haltung bereit war, und ersuchte ihn erneut um fachliche Auskunft, weil ich auch der Auffassung war, dass man mit seinem Nebenmann zumindest höflich umgehen sollte.

Dies legte Roth jedoch als Schwäche aus; die unverschämte Antwort veranlasste mich zu einer etwas unkontrollierten Reaktion. Am nächsten Tag verlangte ich vom Abteilungsleiter einen neuen Arbeitsplatz. Karlheinz Roth gehe ich seit dieser Zeit aus dem Weg.
Ursula verfolgte natürlich meine Wiedereingliederung in den Arbeitsprozess mit gemischten Gefühlen und Anspannung. Würde ich es schaffen? Ich schaffte es. Der pausenlose Umgang mit Materialien, Werkzeugen und Maschinen war ein CL- Training der Wirklichkeit.
Nach den ersten vier Wochen arbeitete ich täglich dann sechs Stunden; die volle tägliche Arbeitszeit absolvierte ich nach weiteren sechs Wochen. Als das erste halbe Jahr nach meinem Wiederanfang vergangen war, arbeitete ich bereits wieder Früh-, Spät- und Nachtschicht. Lediglich die Nachtschicht machte ich nur sporadisch – sie war auch die letzte Unregelmäßigkeit in der Arbeitszeitregelung, die ich beseitigte.
Zwischendurch hatte ich folgendes Erlebnis: bei einem meiner unaufhörlichen Schmerzschübe kam ein Mitglied des Betriebsrats zu mir, der nicht weit entfernt an einem anderen Arbeitsplatz mit der Feile hantierte. „Mensch, Wilfried, ich versteh' dich nicht! Ich beobachte dich seit Tagen. Du musst Schmerzen haben, wie – wie ein Gaul! Warum bleibst du nicht zu Hause? Mit solchen Schmerzen kann man doch nicht arbeiten!"
Sicherlich war das ein gutgemeinter Rat; ich wusste jedoch, dass es unsinnig war, zu Hause auf den nächsten Schmerzschub zu warten, der mit tödlicher Sicherheit auch kommen würde.
Deshalb sagte ich zu ihm: „Es ist gut gemeint von dir, Kurt, aber so, wie du das siehst, geht das nicht. Die Schmerzen plagen mich schon eine ganze Zeit, fast ein Dreivierteljahr! Ich muss mit ihnen leben! Oder glaubst du im Ernst, mir ginge es zu Hause besser? Weiß Gott nicht! Es ist völlig gleichgültig, wo ich bin: Ich muss mit meinen Schwierigkeiten selbst fertigwerden."
„Und wenn du eine Kur machst, beispielsweise eine Kur in Ronnerskirchen, wo du warst? Bleib' doch mal zu Hause oder lass dir ne Kur verschreiben! Damit würdest du auch der Berufsgenossenschaft klarmachen, dass du noch nicht voll wieder hergestellt bist. Was glaubst du, wenn die erfahren, dass du wieder voll im Einsatz bist und sogar wieder Schicht arbeitest, was dann geschieht? Du bekommst die

Unfallrente gestrichen – so sieht das nämlich dann aus. Was morgen ist, interessiert die doch nicht!"

„Nein, nein, Kurt – so nicht! Ich brauch' das Berufsleben zu meiner Rehabilitation und auch für meine Psyche. In der ständigen Auseinandersetzung am Arbeitsplatz, wo Probleme zu lösen sind und man die Dinge nicht auf einem silbernen Teller gebrauchsfertig serviert bekommt, sondern selbst sehen muss, wie man damit fertig wird. Ich brauch' auch den Umgang mit meinen Angehörigen zu Hause, mit Nachbarn und Freunden – mit der heilen Welt in Ronnerskirchen kann ich zur Zeit nichts anfangen; in meinem jetzigen Zustand, in der fortgeschrittenen Phase meiner geistigen Regeneration bleibe ich dort stehen und komme nicht mehr vorwärts!

Ronnerskirchen ist optimal für Leute, die nach einer schweren Hirnverletzung rehabilitiert werden müssen, deren geistige Leistungen mit einem gezielten CL-Training wieder auf Vordermann gebracht werden können. Ich glaube sagen zu können: Ich bin glücklicherweise etwas weiter!"

Abklingen der Trigeminus-Neuralgie

Die pausenlosen Schmerzschübe peinigten mich nach wie vor. Zwar war inzwischen eine weitere „Etappe" ausgeblieben; dennoch hatte ich Tag für Tag mit vier Schmerzschüben genug zu tun.
Reinhard, der häufig kam und sich nach meinem Zustand erkundigte, erzählte an einem Tag, dass er mit seiner Kollegin, der Neurologin, gesprochen habe. Er habe das einfach nicht mehr mitansehen können, wie ich mich Tag für Tag quäle. Die Neurologin – sie hatte damals den entscheidenden Hinweis mit Ronneskirchen gegeben – habe ihm ein Medikament empfohlen, das unter Umständen helfen würde. Das Präparat in Drageeform würde normalerweise bei Migräneanfällen eingenommen werden. Sie, die Neurologin, habe jedoch erlebt, und das würde auch auf dem beiliegenden Verpackungszettel stehen, dass dieses Medikament nach schweren Unfällen oder Kopfoperationen Anwendung finde.
„Unabhängig, ob es dir gut geht oder schlecht, Wilfried, musst du das Zeug nehmen. Es muss ein ‚Medikamentenspiegel' entstehen. Mal sehen, ob es hilft."
In dieser Phase kam es zu einem schweren Zwischenfall, der glücklicherweise lediglich materiellen Schaden verursachte.
Gelegentlich fuhr ich mit unserem Auto, um Besorgungen zu erledigen oder um meine Frau zu entlasten. Dies ging lange Zeit gut. An einem Tag um die Weihnachtszeit – es muss so um 1990 gewesen sein – sollte ich wieder mal einspringen. Es war in einem Lebensmittelmarkt noch schnell etwas zu besorgen; dazu befuhr ich in unserem Ort eine Vorfahrtstraße, auf der ein mittelschwerer Laster entgegenkam. Dieser blieb plötzlich stehen und fuhr rückwärts in eine Seitenstraße ein.

Die Absicht des Lastwagenfahrers, in der Straße etwas abladen zu wollen, glaubte ich zu erkennen und fuhr mit gleicher Geschwindigkeit auf meiner Fahrbahnseite weiter. Als ich etwa 25 bis 30 Meter von dem in der Seitenstraße stehenden Laster entfernt war, fuhr dieser auf einmal vorwärts. Der Fahrer hatte also offensichtlich die Seitenstraße lediglich rückwärts befahren, um zu wenden.

Die 25 Meter bis zum Lastwagen hätten bei sofortiger Vollbremsung normalerweise reichen müssen, um mein Fahrzeug rechtzeitig zum Stehen zu bringen. Es kam dennoch zur Kollision mit dem Lastwagen, weil ich zu spät reagierte.

Trotz der Tatsache, dass ich mich auf einer Vorfahrtstraße befand und der Lastwagenfahrer sich verkehrswidrig verhielt, wurde ich zu 50 Prozent schuldig gesprochen, weil ich den Unfall nicht verhindert hatte. Mir war Gott sei Dank nichts passiert; der Wagen hatte jedoch fast nur noch Schrottwert.

Aus dieser unliebsamen Geschichte habe ich eigene Konsequenzen gezogen, habe vorübergehend nur noch selten das Auto benutzt und dann etwas später überhaupt nicht mehr. Die Befürchtungen meiner Frau haben dabei Schrittmacherdienste geleistet.

Die mir von Reinhard mitgebrachten Dragees nahm ich seit seinem letzten Besuch regelmäßig, so wie er es angegeben hatte. Tag für Tag hatte ich weiterhin Schmerzen, und Tag für Tag nahm ich in einem bestimmten Rhythmus die Medikamente. Nach zehn Wochen fiel ein weiterer Schub weg, nach der 11. Woche waren es gar zwei, die ausblieben. Nun hatte ich nur noch ein einziges Mal diese wahnsinnigen Schmerzen auszuhalten. Es dauerte bis zur 13. Woche nach der ersten Einnahme des Medikaments, dann war ich absolut beschwerdefrei.

Andere Beschwerden kamen auf mich zu, die mir ebenfalls schwer zu schaffen machten. Sie lagen mehr im Bereich der Gefühle oder der Psyche. Diese schwerwiegenden Beeinträchtigungen meines Inneren machten nicht nur mir zu schaffen, sondern waren auch eine schwere Belastung für die Familie. Die Stimmungsschwankungen waren entsetzlich; ich fühlte mich missverstanden, war hochempfindlich, litt unter Minderwertigkeitskomplexen und versuchte dieselben mit Handlungsweisen zu kompensieren, die bei meinen Angehörigen nur Kopfschütteln hervorriefen. Ich vermutete, dass sich die Befürchtungen des operierenden Dr. Baikal auf fatale Weise bewahrheiteten.

Etwas später ist es mir gelungen, mit meinem Inneren besser zurechtzukommen. Ich war nicht sicher, ob ich es endgültig geschafft hatte. Festgesetzt hatte sich bei mir die Gewissheit, dass ich meine Schwierigkeiten nicht bei anderen abladen konnte; dies betrachtete ich als Fortschritt, der mich befriedigte.

Einige Jahre später

Inzwischen sind viele Jahre seit dem schweren Unfall vergangen. Acht Jahre habe ich außerhalb von Krankenhäusern verbracht – wenn man von einem kurzen Gastspiel in der Universitätsklinik absieht; dort wurde mir zwischenzeitlich noch der Knochennagel im Unterschenkel entfernt.
Auch unabhängig der Trigeminus-Neuralgie, die mich über ein halbes Jahr auf entsetzliche Weise peinigte und dann Gott sei Dank sukzessive einschlief, war ich keineswegs beschwerdefrei. Die schwerwiegenden Beeinträchtigungen meines Inneren, die mir Dr. Baikal vorausgesagt hatte, machten sich erst später bemerkbar und ließen mich nicht zur Ruhe kommen.
Zum Teil wurden diese inneren Schwierigkeiten durch eine berufliche Krise ausgelöst, die ich befürchtet hatte und die auch prompt eingetreten war. Normalerweise hätte ich keinen Grund gehabt zu klagen; mein Arbeitgeber hielt alle Zusagen ein. Nachdem ich wieder im normalen Schichtturnus arbeiten konnte und auch bei Engpässen mit sporadischen Überstunden wieder zusätzlich belastbar war, bekam ich meinen vollen Lohn wieder.
Kollegenschaft, Vertrauensleute und Betriebrat standen voll hinter mir.
Schwierig für mich wurde die Umschulphase. Zunächst hatte ich die befürchteten Gedächtnislücken und -schwächen. Es war mir einfach nicht möglich, gewisse Eigentümlichkeiten der neuen Technik nachzuvollziehen, da mir einfachste Grundbegriffe fehlten oder erneut abhanden gekommen waren. Auch wiederholtes Pauken half nicht viel. Ich hatte zu Buchstaben- und Zahlenkombinationen einfach keine Beziehung; Befehlsketten, deren Bedeutung für die Bedienung der CNC-

Drehmaschinen unverzichtbar waren, konnte ich nicht behalten. Die Kollegen halfen mir nach Kräften.
Dazu kam eine weitere Geschichte, die ich als persönliche Niederlage – mit weitreichenden Folgen – betrachtete: Der Produktionsleiter hatte zwar bei der Wiedereingliederung in den Arbeitsprozess zu mir gesagt, ich würde vorerst als Produktionseinheit nicht geführt; dies interpretierte ich jedoch so, dass man mich in meinen Rechten und Pflichten, in meiner „Unersetzlichkeit" als Facharbeiter der Werkzeugabteilung bestätigen würde, sobald ich wieder voll arbeiten konnte und auch den alten Lohn wieder bekäme. Dies war ein großer Irrtum: Der Wilfried Hausmann war ein Niemand in der Abteilung, ein Mitarbeiter, der jederzeit ersetzbar und dessen Arbeitsplatz – pauschal gesehen – genauso gefährdet war wie der jedes anderen Mitarbeiters. Dies machte mir am Anfang eine Menge aus.
Bei meinen emotional gefärbten Überlegungen hatte ich jedoch eines nicht bedacht: Die Zeit war nicht stehengeblieben; durch die Technisierung gab es eine ganz neue Generation der Herstellungsmethodik. Den Anschluss hatte ich durch meinen Unfall verpasst – er musste mühsam und unter ziemlich ungünstigen Voraussetzungen aufgearbeitet werden. In meinem gesamten beruflichen Umfeld entgingen mir die wenig segensreichen Folgen der neuen Technik nicht.
Auch in unserem Betrieb waren Anzeichen schwindenden gewerkschaftlichen und sozialen Bewusstseins erkennbar. Die beiden Vorfälle in meinem eigenen Bereich waren dafür symptomatisch. Dennoch war das betriebliche Klima im großen und ganzen noch in Ordnung. Das galt auch für meine Abteilung. Trotz der immer wieder bekanntgewordenen Arbeitsplatzgefährdung gab es doch bei uns eine friedliche Atmosphäre.
Natürlich existierte eine Reihe von Spezialisten, die flexibel waren und variabel an jedem Arbeitsplatz innerhalb der Abteilung eingesetzt werden konnten und die sich aufgrund des unausweichlichen Produktionszwanges eine „eigene" Arbeitsplatzsicherheit geschaffen hatten. Zu diesen Spezialisten gehörte ich nicht – das wäre ohne das lebensverändernde Ereignis anders gewesen. Allein durch meine Hirnverletzung konnte ich diese Beweglichkeit, dieses rasche, innerhalb von Minuten sich auf eine völlig andere Aufgabe konzentrierende Arbeiten nicht erbringen. In kritischer Selbsteinschätzung hieß das: ich schwamm im Leistungsgefüge

der Abteilung mit – fiel nicht unangenehm, aber aus der Sicht der Weisungsbefugten auch nicht als Leistungsträger auf.
Dieser Tatsache hatte ich schon sehr frühzeitig Rechnung getragen. Das Versorgungsamt hatte mich kurz nach dem Unfall zunächst mit 80 Prozent MdE eingestuft. Damit war mein Arbeitsplatz aufgrund des Wegeunfalls ziemlich sicher, sofern ich mir nichts Wesentliches zuschulden kommen ließ.
Die Berufsgenossenschaft gewährte mir eine Unfallrente von 30 Prozent, ermäßigte diese Unterstützung jedoch auf 20 Prozent, nachdem ich meine Arbeitszeit wieder ganz normal absolvierte. Dieser Unterstützungsrichtlinie wollte sich das Versorgungsamt anschließen und reduzierte die MdE mit einem Schlag von 80 auf 20 Prozent.
Hiergegen erhob ich Einspruch, begründete diesen mit den nicht vergleichbaren Leistungen von Berufsgenossenschaft und Versorgungsamt, mit der Beibehaltung des Schwerbehinderten-Status wegen der Arbeitsplatz-Sicherheit und mit den noch unsicheren Zukunftsperspektiven wegen der Hirnverletzung. Eine psychosomatische Erkrankung des Verdauungstraktes, die chronisch zu werden drohte, veranlasste die Behörde, meinem Einspruch stattzugeben – der MdE-Satz wurde zunächst auf 50 Prozent und nach der Änderung des Schwerbehinderten-Gesetzes auf 80 Prozent Grad der Behinderung festgesetzt.
Nachdem ich glaubhaft machen konnte, dass als weitere Folge der Hirnverletzung sich Orientierungsschwierigkeiten bei mir bemerkbar machten und ich aus Sicherheitsgründen für mich selbst und andere Verkehrsteilnehmer zunächst nur sporadisch und dann ganz aufs Autofahren verzichtete, das Familienauto völlig meiner Frau überließ, stellte ich Antrag auf Änderung des Schwerbehindertenausweises. Dazu musste ich mich einem vom Versorgungsamt benannten neurologischen Gutachter stellen. Für diesen war meine Vorgeschichte und die eigene Einschätzung von eventuell entstehenden Verkehrsgefährdungen für mich und andere, mein selbstkritischer Verzicht aufs Autofahren so schwerwiegend, dass der Ausweis geändert wurde.
Beantragt hatte ich das bekannte „G" im Ausweis, das mir dann zugestanden wurde. Das zuständige Versorgungsamt ging meines Wissens nach damit erstmals von der seitherigen Praxis ab, die teilweise

Fahrgeldbefreiung im Umkreis von 50 km vom Wohnort nur für Gehbehinderte zu gewähren.
Inzwischen hatten sich auch die Gewichte der beruflichen Qualifikation zu meinen Gunsten verändert.
Hermann Sauer, seit über zwanzig Jahren einer meiner besten und zuverlässigsten Kollegen, beruflich und auch privat ansprechbar und in der ersten Zeit meiner Wiedereingliederung ins Berufsleben in besonderer Weise hilfsbereit, überraschte mich vor einigen Wochen mit seiner fragenden Bemerkung: „Sag mal, Wilfried, wie lange ist das jetzt her? Sechs oder sieben Jahre – das war doch um diese Zeit?"
„Richtig, Hermann, vorgestern begann das achte Jahr."
„Ja, und?" Er wollte wissen, wie es mir ginge, ob ich noch Beschwerden habe und wie ich meine Zukunft sehe.
„Du bist einer der wenigen, Hermann, die sich nach meinem Wohlergehen erkundigen, und du hast mir auch in der ersten Zeit sehr geholfen! Vielleicht kennen wir uns lange genug, um zu wissen, was wir voneinander zu halten haben!"
Mir ginge es zufriedenstellend, die Zukunft habe zwei Gesichter – im beruflichen Bereich könnten Probleme auf mich zukommen. Die blieben niemandem erspart; bei mir wären entsprechende Lösungen ungleich schwieriger zu bewerkstelligen. Bisher wäre ich noch einigermaßen zurechtgekommen, obwohl ich einige Schwierigkeiten gehabt habe – aber das wisse er ja. Im privaten Bereich ginge es letzter Zeit stetig aufwärts. Meine Psyche hätte ich endlich im Griff, und das Familienleben wäre im großen und ganzen ausgeglichen.
„Dennoch, Wilfried, du hast unglaubliches Glück gehabt. Damals hat kein Mensch mehr einen Pfifferling für dich gegeben!"
„Glück?, Glück war das nicht, Hermann!" Meine ganz persönliche Auffassung verschwieg ich ihm; er hätte es nicht verstanden – seine Toleranz wollte ich nicht über Gebühr strapazieren. Statt dessen sprach ich ihm und den Kollegen ein hohes Lob aus; ich wäre ihnen allen zu großem Dank verpflichtet. Ohne die Solidarität der Abteilung wäre ich heute noch nicht so weit, bekräftigte ich.
Hermann Sauer sprach dann aus, was ich auch von anderen gehört hatte.
„Erzähl' nicht so einen Mist, Wilfried! Wir haben nur getan, was selbstverständlich ist. Du – allein du hast dein eigenes Schiff wieder flott ge-

macht – wir haben dir lediglich dabei geholfen – das ist alles! In unserem Stall hier", Sauer holte tief Luft, um seine Aussage zu bekräftigen, „in dem Laden hier gibt es vielleicht eine Handvoll Leute, die das geschafft hätten, was dir gelungen ist! Du bist eben ein zäher Knochen, Wilfried!" Dann fragte er mich, ob ich immer noch mit dem Rad zum Bahnhof fahre.
Als ich das bestätigte, sagte er lediglich: „Na und, was habe ich eben gesagt: Zäher Knochen – nein, verrückter Kerl!" Er lachte gutmütig, mit kaum verhüllter Bewunderung. Ob ich die gleiche Strecke fahre wie früher, wollte er noch wissen.
„Nein, so fahre ich natürlich nicht mehr. Ich fahre durch die Hecken!"*)
„Hm, ganz verrückt scheinst du doch nicht zu sein!" Es wäre ja auch ziemlich gefährlich, bei Nacht und Nebel und jedem Idioten ausgeliefert zu sein heimzufahren, und er erinnerte noch einmal daran, was vor acht Jahren passiert sei.
Das konnte ich nur bestätigen. Im übrigen sei ich zwar nicht mehr so optimistisch wie früher, jedoch abwartend-zuversichtlich. Angst hätte ich keine – außer einer zurückhaltenden Beurteilung der beruflichen Zukunft. Hermann Sauer klopfte mir kameradschaftlich auf die Schulter und wandte sich dann wieder seiner Arbeit zu. Am Abend erzählte ich Ursula kurz von dem Gespräch. Sie reagierte gelöst und bat mich dann, einem älteren Herrn im Ort zum 75. Geburtstag zu gratulieren. Der frühere Pädagoge Schütz und seine Frau empfingen mich dann etwas später. Bei der anschließenden Gratulationscour erzählte er beiläufig aus seinem Leben. Dann wechselte er spontan das Thema und fragte mich nach meinem Befinden. Er erinnerte sich – ähnlich wie einige Stunden vorher Hermann Sauer – an die Jahreszeit. Der Mann, geistig durchaus noch rege, meinte gar, es müsse die Zeit des Papst-Besuches gewesen sein, als das Unglück passierte. Es wäre kaum fassbar, in welcher Verfassung ich mich heute wieder befände. Das Glück wäre auf meiner Seite gewesen.
„Herr Schütz", sagte ich zu ihm, „es war kein Glück! Ihnen kann ich es ja sagen: Soviel Glück gibt es gar nicht!"

---

*) Bedeutet im Sprachgebrauch meiner Heimat: Eine Strecke benutzen, die abseits der öffentlichen Verkehrswege gelegen ist

Den beiden aufmerksam zuhörenden Gastgebern gab ich dann meine Version zu verstehen. Bei meiner Wiederherstellung wären alle nur möglichen Faktoren zusammengekommen, angefangen von dem mich in letzletzter Sekunde entdeckenden und noch rechtzeitig bremsenden Zeitungsfahrer bis zur Kollegenschaft in meiner Firma, meiner Frau, der phantastischen Rehabilitation in Ronnerskirchen, bei der die zuständige Berufsgenossenschaft nicht nur die gesamten Kosten übernommen habe, sondern auch maßgeblich dafür sorgte, dass ich in eine der besten Reha-Kliniken untergebracht wurde, die Verkehrsopferhilfe, die wirtschaftliche Hilfe leistete und auch dem eigenen Willen, der eigenen Initiative. All das habe so genau gepasst, dass ich von Glück nicht sprechen wolle. Hier sei jemand am Werk gewesen, der mit seiner leitenden und fügenden Hand alles geregelt habe. Menschen wurden stimuliert und aktiviert, mir zu helfen – auf vielfältige Art. Das habe mit Glück nichts zu tun.
Wiederholt hätte ich Signale empfangen, als ich in meiner Verzweiflung nicht mehr ein noch aus gewusst hätte. Immer wieder wäre es weiter gegangen, wäre ich zur Ruhe gekommen – obwohl der seelische Morast mich zu ersticken drohte. Glück – damit könne ich nichts anfangen!
Das ältere und lebenserfahrene Ehepaar war über diese Auffassung von mir außerordentlich verblüfft. Frau Schütz erklärte mir dann beim Abschied, sie habe diese Geschichte damals im besonderen aus dem eigenen Gesichtswinkel und auch aus dem der Hausmann-Familie betrachtet. Alle Bekannten im Stadtteil, die die Hausmanns kannten, hätten ähnlich auf diese Katastrophe reagiert, ja sogar der Pfarrer des Stadtteils habe während der Sonntagsmesse mit den Gläubigen für mich gebetet!
Über die seelische oder psychische Situation des Hauptbetroffenen wäre – soweit sie sich erinnern könne – nie gesprochen worden. Meine Erklärung habe sie sehr überrascht, und sie habe ihr auch etwas zum Nachdenken gegeben.
Beim Nachhauseweg gingen mir die Geschehnisse und die Folgen noch nachdrücklicher durch den Kopf. Sicher, es war ein langer, dornenreicher Weg von jenem November bis zu diesem Tag. Die Auffassung Außen-

stehender, der Hausmann habe ein unwahrscheinliches Glück gehabt; nun gut, so kann man die Sache auch betrachten. Glück – was für ein banales Wort für diesen komplizierten Rehabilitationsprozess nach einer Hirnverletzung! War es etwa Glück, dass ich ein Stehvermögen entwickelte, das ich vorher nicht kannte? Oder: Soll ich die mangelnde Konzentrationsfähigkeit, das schlechte Kurzzeitgedächtnis, die akute Verlangsamung, die nicht vorhandenen Reflexe, die seelischen Schwierigkeiten und die Fähigkeit, diesen Gesamtzustand selbstkritisch zu sehen und mit allen mir zur Verfügung stehenden Möglichkeiten zu bekämpfen, als Glück bezeichnen? Die Gunst des Schicksals war auch nicht im Spiel, als ich ein neues Talent entdeckte und schwach ausgeprägte Neigungen und Fähigkeiten systematisch förderte und qualifizierte! Es hat auch ganz und gar nichts mit Glück zu tun, dass mich die Hoffnungslosigkeit nicht überrannte und ich dann als psychisch Gebrochener zurückgeblieben wäre! Es mag sein, dass der normale Sterbliche bei seinem vergeblichen Suchen nach einer logischen Erklärung zu dem Wort „Glück" greift. Bestenfalls wird er noch die Vermutung anklingen lassen: Nun, es war der Hausmann, dem das passiert ist; ein anderer hätte es nicht geschafft! Aber auch das ist mir zu einfach! Wer mich früher kannte, sehr gut kannte, wird den Kopf schütteln. Nein! Aus meiner eigenen Sicht stimmt das auch so nicht, selbst wenn mir eine solche Unterstellung schmeichelt! Die eigene Kraft, der eigene Wille war nämlich ehedem in diesem Maße nicht vorhanden. Motivationen, Ideen und auch ein Hang zur stimulierenden Phantasie entstanden ebenfalls neu. Sie waren entscheidend für meine Gesundung. Woher kam dies alles? Mit Sicherheit war dies nicht nur ein glückliches Zusammentreffen besonders günstiger Umstände.
Natürlich habe ich mich bemüht, die Intentionen und Gedanken mit Leben zu erfüllen, sie umzusetzen. Jedoch: die Gedanken, die Motivationen – woher kamen sie?! Das Umfeld kann nicht begreifen, was rational auch nicht verständlich ist – auch mir nicht! Ich weiß nur: Die Erneuerung kam aus dem Inneren! Mit aller Deutlichkeit kann ich deshalb lediglich feststellen: Es gibt keine glücklichen Umstände! Meine völlige Wiederherstellung war kein Glück, kein Zufall! Dies mag mein Umfeld sehen, wie es will.
Ein grundsätzlich neuer Wilfried Hausmann ist sicherlich nicht entstanden, wenn auch partiell ein neues Denken, ein neues Bewusstsein und

eine Änderung der Lebenseinstellung sich eingestellt hat. Ich bin kritisch genug, um mir selbst einzugestehen, dass eine Wandlung nicht zu erkennen ist und ich noch einiges tun muss.

Es ist auch nicht auszuschließen, dass das Umfeld die Auffassung vertritt: Der Hausmann hat immer noch nicht verkraftet, was damals mit ihm geschehen ist, und vielleicht glaubt man auch, negative Charakterzüge, Verhaltensweisen und Überlegungen registrieren zu können. Das kümmert mich wenig; entscheidend ist in bestimmten Bereichen ein neues Denken und die gänzlich andere Form der psychischen Auseinandersetzung mit Tatbeständen, die im geistigen, seelischen und körperlichen Bereich liegen.

Das neue Bewusstsein, das mir geschenkt wurde, braucht nicht jeder zu erkennen; es ist vor allem im meditativen, im seelischen Bereich zu finden. Der Weg dahin war keinesfalls leicht; die Bewältigung der inneren Problematik war und ist die entscheidende Hilfe, mit den geistigen und körperlichen Schwierigkeiten auch künftig fertigzuwerden. Dies kann ich heute aus der Distanz zu dieser schwerwiegenden und lebensverändernden persönlichen Katastrophe feststellen.

ENDE

Nachwort

Die ersten dreißig Monate nach diesem furchtbaren Novembertag waren für mich ein einziges, unaufhörliches Martyrium – körperlich, geistig und psychisch. Die Defizite in der Merkfähigkeit, in der Konzentration, Spontaneität, Reaktionsschnelligkeit wurden zwar deutlich abgemildert, waren jedoch lange Zeit präsent und immer noch nicht ganz beseitigt. Die Verlangsamung dürfte ich endgültig überwunden haben.
Selbstkritisch muss ich jedoch noch mein Verkehrsverhalten beurteilen. Mir fehlt auf der einen Seite der wache Instinkt, Gefahrenpunkte zu erahnen oder zu erspüren und auf der anderen Seite das „globale Sehen", wie ich es nennen möchte. Bestimmte harmlose Erscheinungen im Straßenverkehr, die sich ganz plötzlich in eine hohe Gefahr – für mich und andere – verwandeln können, werden von mir in ihrer Entstehungsphase zur Gefährlichkeit völlig außer Acht gelassen. Aus diesem Grunde benutzte ich das Familienauto nur noch sporadisch und dann nicht mehr. Meine ständigen Verkehrsmittel sind die Bundesbahn – und das Fahrrad.
Erst in den vergangenen acht Jahren komme ich mit den schwerwiegenden Beeinträchtigungen in meinem Inneren besser zurecht. Besonders im Bereich der Gefühle und der Psyche habe ich Schlimmes durchgemacht. Wahrscheinlich ist es nur schwer nachvollziehbar, dass ein 50jähriger in die Gefühlswelt eines 12jährigen zurückfallen kann, auf psychische Belastungen wie ein Kind reagiert, seine infantilen Emotionen nicht zu kontrollieren vermag! In einigen Passagen dieses Erfahrungsberichts kam dieses erneute Durchlaufen einer längst vergessen geglaubten Epoche des Lebens zum Vorschein. Ich konnte diese chaotischen Zustände in meinem Inneren aus Gründen der Wahrhaftigkeit nicht einfach unter den Tisch kehren. Gerade weil es bei

Gesunden Kopfschütteln oder doch zumindest Befremden hervorruft, wird es mir vielleicht gelingen, die Schwierigkeiten von Hirnverletzten glaubhaft darzulegen. Meine Leidensgefährten werden mich sehr gut verstehen. Die völlig deplatzierten Tränen eines erwachsenen Mannes beispielsweise gehören bei Hirnverletzten zur Normalität, besonders dann, wenn das Wesenszentrum in irgendeiner Weise betroffen ist. Auch heute noch bin ich ziemlich empfindlich, reagiere gereizt auf jede Ungerechtigkeit – ob es gegen mich geht oder andere.

Überraschenderweise gibt es jedoch auch über positive Elemente als mittelbare Folge zu berichten, die nicht verschwiegen werden dürfen; das Geschehnis und seine negativen Konsequenzen werden dadurch selbstverständlich nicht in rosarote Farbe getaucht. Um diese Elemente zu beschreiben, bin ich gezwungen, mich auf abenteuerliche Pfade zu begeben – abenteuerlich deshalb, weil meine subjektiven Erkenntnisse in keinem medizinischen Fachbuch nachlesbar sind und wahrscheinlich auch von Fachleuten zumindest als laienhaft empfunden werden.

Eine neue Form des Durchhalte- oder Stehvermögens ist es nicht allein, die mich selbst überrascht hat und in dieser Qualität früher nicht da war; dies wäre unter Umständen noch durch den Zwang zu erklären, auf keinen Fall aufzugeben. Es geht um eine andere Eigenschaft, deren Vorhandensein mysteriös und wenig verständlich erscheint. Mit zunehmendem Erfolg und in gleichem Maße sich steigernden Fähigkeiten übe ich mich seit dem Unfall im Formulieren bzw. im Verfassen von Texten. Sicherlich waren gewisse, jedoch nicht sehr ausgeprägte Fähigkeiten schon vorher vorhanden. Gelegentlich verfasste ich Artikel und Leserbriefe in Gewerkschafts- oder Tageszeitungen. Die schriftlichen Arbeiten von früher halten jedoch einem Vergleich mit heute in keiner Weise stand. Inzwischen habe ich mehrere Bücher geschrieben – mit unterschiedlichem Erfolg.

Aus meiner Sicht ist dies eine „neue" Begabung – entstanden in der Zeit in Ronnerskirchen, in der Neurologischen Klinik, zum größten Teil ein Erfolg der CL-Therapie von Frau Triebach – mag auch eigene Neigung vorhanden gewesen sein.

Für mich gibt es dafür nur eine mögliche Erklärung: Die nicht geprägten Hirnzellen, die den Platz der zerstörten einnahmen, waren bestenfalls durch genetische Voraussetzungen und Randinformationen vorbelastet –

jedoch in hohem Maße aufnahmefähig und programmierbar. Obwohl „jungfräulich", waren sie unter gezielter therapeutischer Beeinflussung und eigener Initiative enorm lernfähig. In der Frühphase meiner Hirnverletzung habe ich – wie in dem Erfahrungsbericht beschrieben – meiner Frau fast jeden Tag einen Brief nach Hause geschickt. Dies immer wieder – mit ständig verbesserten Formulierungen. Zudem ist es für das Gesamtbild sicherlich nicht unwichtig zu erwähnen, dass ich einige Monate vor dem Unfall mein erstes Buch begonnen hatte. Es war mehr oder weniger eine ideelle Arbeit, die ich wagemutig damals für mich und andere begann – und es entstand letztlich im Auftrag. Das Buch war zu zwei Dritteln fertig, als der Unfall passierte. Das restliche Drittel ist ausschließlich in der Neurologischen Klinik entstanden. Dort habe ich mich auch anderweitig im Formulieren geübt. Auf diese Weise kam es zu dieser erstaunlichen Fähigkeit.

Inzwischen ist in dieser nachrehabilitativen Zeit ein zweites Buch von mir erschienen; die Grundkonzeption dazu entstand ebenfalls in der Neurologischen Klinik Ronnerskirchen. Für all diese Schreibarbeiten benutzte ich die elektrische Schreibmaschine in der Ergo-Abteilung – außerhalb der Therapiestunden und in meiner Freizeit.

Gezielt zu schreiben begonnen – das möchte ich ausdrücklich betonen – habe ich erst nach dem Unfall. Das erste Buch, kurz vor der Geschichte begonnen, war bestenfalls die Initialzündung für meine schriftstellerischen Versuche – jedoch war mir das persönliche Risiko und auch der kommerzielle Vorteil abgenommen. Es ist ein wesentlicher Unterschied, ob ein Werk entsteht, bei dem es ziemlich unsicher ist, ob sich der Arbeitsaufwand in irgendeiner Weise lohnt.

Auf diese Weise ist ein Hobby entstanden – eine Initiative, die mir Spaß macht. Das Formulieren gelingt mir auch fast mühelos, ungleich besser als vor dem Unfall. Für dieses Phänomen, über das ich selbst erstaunt bin, kann ich keine andere Erklärung finden als die von mir dargelegte, mag sie auch noch so schillernd oder abenteuerlich sein.

Dieses dritte Buch – das wichtigste für mich – hat eine besondere Intention: Immer wieder hatte ich schwere psychische Störungen, die meinen ganzen Lebensrhythmus stark beeinflussten und die eindeutig auf den Unfall und die nachfolgende Operation zurückzuführen waren. Die Idee, dieses Buch zu schreiben, hat ursächlich mit diesen Störungen zu tun.

Ähnlich, wie ich es beschrieben habe, als es mir darum ging, den Schock zu überwinden und es mich dazu trieb, auf Fahrrad zu steigen, ging es mir nun darum, die Schatten der Vergangenheit endlich loszuwerden. Deshalb wollte ich quasi den Teufel mit Beelzebub austreiben! Mit anderen Worten: Dieses Buch war der Versuch, Vergangenheitsbewältigung und psychologische Eigentherapie zu verwirklichen oder zu verbinden.

Dem Teufelskreis der psychischen Nöte, der depressiven Stimmungen, die sich störend auf meine Umgebung auswirkten, zu entrinnen, machte es notwendig, bisher Erlebtes oder Erfahrenes nachzuvollziehen. Dies war zunächst nicht leicht; die ersten Seiten meines Manuskripts erschütterten mich aufs Neue und ziemlich stark. Nach Beendigung kann ich die Genugtuung nicht verhehlen: Der Versuch ist gelungen – ich fühle mich frei wie ein Vogel in der Luft!

Unabhängig von der positiven Veränderung meiner psychischen Situation beim Niederschreiben dieses Erfahrungsberichts entstanden im Gefolge der seit einigen Jahren praktizierten geistigen Auseinandersetzung mit Sprache und verschiedenen Möglichkeiten des Formulierens, des Beschreibens von Zuständen oder Verhaltensweisen nicht nur brauchbare schriftliche Arbeiten; auch das eigentliche Schreiben wurde verbessert. Außerdem bin ich heute in der Lage, mich auch unvorbereitet verständlich auszudrücken, meine Phantasie wurde dadurch stimuliert und ich bin selbstsicherer geworden.

Dieses permanente, in eigener Regie vollzogene CL-Training half auch indirekt andere, mehr praktische Dinge zu meistern. Früher neigte ich dazu, bei allen Störungen rund ums Haus oder auch in sachlichen Bereichen die „Symptome" zu bekämpfen – heute versuche ich Ungereimtheiten jeglicher Art auf den Grund zu gehen und die Ursachen auszuräumen.

Dennoch war aus meiner Sicht der Regenerationsprozess keinesfalls abgeschlossen. Im berufsspezifischen Bereich hatte ich noch einen nicht wegzudiskutierenden Nachholbedarf aufzuarbeiten. Dies war dann allerdings leichter zu vollziehen als noch vor einigen Jahren. Inzwischen fand ich mich in der „neuen Technik" besser zurecht, und ich erlebte eigentlich Tag für Tag ein neues Begreifen von bisher mir unverständlich gebliebenem technischem „Kram". Aber auch in meinem Inneren war noch einiges zu regulieren. Selbstkritik schließt selbstverständlich auch die entsprechende Selbstkontrolle mit ein. Die Feststellung, dass mein durchaus wieder voll funktionsfähiger Verstand Schwierigkeiten hatte, die Gefühle zu differenzieren und sie für mich selbst und auch fürs Umfeld entsprechend zu ordnen, wodurch es zu Situationen kommen könnte, die ich nachträglich kaum mehr zu glätten vermag, mahnt mich zu noch größerer Vorsicht. Erstaunlicherweise war dies nicht immer so; dies bedeutete jedoch nicht, dass ich die wachen Kontrollmechanismen vernachlässigen konnte.

Offen sein – nicht nur für mich selber, damit es weiter geht, sondern auch für andere und die bereits erwähnte Empfindlichkeit in normale Bahnen zu lenken – dies alles werden meine Aufgaben für die Zukunft sein.

Es ist schwierig, solche Erfahrungen allgemeingültig wiederzugeben. Sicherlich ist eine Hirnverletzung die schlimmste Schädigung des gesamten Organismus. Auf irgendeine Art und Weise muss jeder persönlich damit fertigwerden. Einige Möglichkeiten, die mir geholfen haben, habe ich aufgezeigt. Das schwierigste Problem – es hat auch mir lange Zeit schwer zu schaffen gemacht – sollte unbedingt gelöst werden: Die psychischen Schwierigkeiten muss man in den Griff bekommen. Unter keinen Umständen darf man sich der Hoffnungslosigkeit ausliefern, sondern muss im Gegenteil aktiv im geistigen, körperlichen und psychischen Bereich an der sich anbahnenden Gesundung mitarbeiten.

Immer wieder habe ich in meinen finstersten Stunden erlebt, was nicht endenwollende Verzweiflung bedeutet, wie sie die geistige Erneuerung blockiert, ja sogar Rückschritten den Weg öffnet. Es ist eine individuelle Frage, wie man Neigungen und Fähigkeiten in der Rehabilitation einsetzt. Von großer Bedeutung ist es, den eigenen Zustand selbstkritisch zu sehen, sich jedoch auch an Fortschritten oder positiven Erlebnissen aufzubauen.

Jede Erwartungshaltung ist von Übel. Der Hirnverletzte, der sich lediglich auf den Neurologen, auf die Therapeuten verlässt, kann die Rehabilitationsmaßnahmen abbrechen. Sie sind sinnlos geworden.

In den vielen Jahren der nachrehabilitativen Zeit, in der ich den rabenschwarzen Tunnel endlich verlassen konnte und ein helles Licht am Ende sah, habe ich meine Reflexe so stark verbessern können, dass sie wie früher waren. Dies erreichte ich dadurch, dass ich meinen geliebten

Tischtennissport in meinem Heimatverein trainierte und in einer Mannschaft spielte – mit ähnlicher Leistungsstärke. Erst die vorbeugenden Hinweise eines Orthopäden auf Bandscheibenverschleiß und die ernsthafte Warnung zwangen mich, diese Aktivität zu beenden.

Wie bereits erwähnt habe ich das Autofahren aus Sicherheitsgründen wegen mir selbst und anderen endgültig aufgegeben. Es gibt keine Schwierigkeiten für mich und keine Angst, die mich daran hindert, in der nahegelegenen Großstadt mit dem Fahrrad zu fahren, um Besorgungen zu erledigen.

Seit mehreren Jahren ist auch die Berufstätigkeit beendet, die ich im Übrigen problemlos bewältigen konnte.

Die psychischen oder seelischen Schwierigkeiten habe ich endgültig überwunden.

Heute kann ich mit Bestimmtheit sagen, dass von der lebensverändernden, mich selbst und meine Familie schwerwiegend tangierenden Tragödie nichts mehr übriggeblieben ist – außer dem Bewusstsein, wem ich meine 100prozentige Wiederherstellung zu verdanken habe.

WILFRIED HAUSMANN

Danksagung

Herzlichen Dank möchte ich allen sagen, die mir geholfen haben, diese schwerste Krise in meinem Leben zu meistern:
ganz besonders meiner Frau, die mit großem Einsatz und Zuwendungsbereitschaft, mit Verständnis mir permanent zur Seite gestanden hat
meinem Freund Reinhard, der zusmmen mit anderen medizinischen Experten und der zuständigen Berufsgenossenschaft dafür Sorge getragen hat, dass eine frühzeitige und vor allem qualifizierte Rehabilitation in Ronnerskirchen möglich wurde
dem Leiter der Neurologischen Klinik Ronnerskirchen, in der ich meine Rehabilitationszeit verbrachte
der CL-Therapeutin
der Krankengymnastin
der Therapeutin in der Ergo-Therapie
dem Diplompsychologen
den Schwestern und Pflegern der Neurologischen Klinik Ronnerskirchen
dem Neurochirurgen in den Universitätskliniken
der zuständigen Berufsgenossenschaft
der Verkehrsopferhilfe
den Kollegen in meiner Firma
der Katholischen Arbeitnehmer-Bewegung (KAB)

WILFRIED HAUSMANN